肿瘤免疫疗法和靶向治疗

Treating Cancer with Immunotherapy and Targeted Therapy

（第二版）

原　著　［美］戴维·A. 奥勒（David A.Olle）

主　译　王新星　孙　鹏　戴晓萍

辽宁科学技术出版社 LIAONING SCIENCE AND TECHNOLOGY PUBLISHING HOUSE　拂石医典 FU SHI MEDBOOK

图书在版编目（CIP）数据

肿瘤免疫疗法和靶向治疗：第二版 /（美）戴维·A. 奥勒(David A. Olle) 著；王新星，孙鹏，戴晓萍主译. — 沈阳：辽宁科学技术出版社，2023.12

ISBN 978-7-5591-3317-5

Ⅰ. ①肿… Ⅱ. ①戴… ②王… ③孙… ④戴… Ⅲ. ①肿瘤免疫疗法②肿瘤—药物疗法 Ⅳ. ① R730.5

中国国家版本馆 CIP 数据核字 (2023) 第 217026 号

Chinese Simplified Character edition is arranged
by agreement with Walter De Gruyter, Inc.
through Media Solutions Ltd Tokyo Japan(email:info@mediasolutions.jp)
in conjunction with Gending Rights Agency(http://gending.online/)

著作权登记号：06-2023-268

出版发行：辽宁科学技术出版社
北京拂石医典图书有限公司
地　　址：北京海淀区车公庄西路华通大厦 B 座 15 层
联系电话：010-57262361/024-23284376
E-mail：fushimedbook@163.com
印 刷 者：汇昌印刷（天津）有限公司
经 销 者：各地新华书店

幅面尺寸：145mm×210mm
字　　数：150 千字　　印　　张：7.25
出版时间：2023 年 12 月第 1 版　　印刷时间：2023 年 12 月第 1 次印刷

责任编辑：陈　颖　孙洪娇　　责任校对：梁晓洁
封面设计：潇　潇　　封面制作：潇　潇
版式设计：天地鹏博　　责任印制：丁　艾

如有质量问题，请速与印务部联系联系电话：010-57262361

定　　价：85.00 元

翻译委员会名单

主　译　王新星　郑州大学第一附属医院

孙　鹏　中国医学科学院肿瘤医院深圳医院

戴晓萍　中国科学院大学深圳医院（光明）

副主译　曾素芬　东莞市虎门中医院

周　丹　湖北省汉川市人民医院

蔡忠福　南安市医院

陈丕绩　深圳市盐田区人民医院

冯秀芸　广州市第一人民医院

陈晓春　南方医科大学第十附属医院（东莞市人民医院）

主译简介

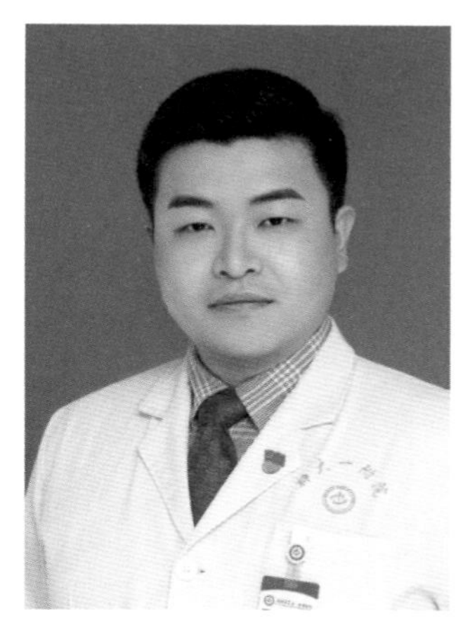

王新星　2015年于华中科技大学同济医学院外科学专业毕业，获博士学位，郑州大学临床医学博士后。现任郑州大学第一附属医院乳腺外科副教授，副主任医师，硕士研究生导师。主持博士后科学基金面上项目1项，河南省医学科技攻关计划省部共建重点项目1项，河南省教育厅高等学校重点科研项目1项，河南省医学教育研究项目1项。参与郑州大学青年人才创新团队项目1项，教育厅重点科研项目2项。荣获河南省教育厅科技成果一等奖；河南省教育厅科技成果奖优秀科技论文一等奖。累计国际及国内核心期刊发表论文23篇，以第一作者或通讯作者发表论文12篇。社会兼职：河南省科协评审咨询专家，中华医学会整形外科分会-淋巴水肿治疗专业学组委员，中国学位与研究生教育学会会员，中国抗癌协会乳腺癌专业委员会委员，河南省抗

癌协会癌症筛查与早诊早治专业委员会委员，河南省健康科技学会乳腺专业委员会委员，中国临床肿瘤协会（CSCO）会员，华中科技大学郑州校友会常务理事，新乡医学院三全学院校友联络处副主任兼郑州校友联络处负责人。专长：乳腺肿瘤外科治疗，包括乳腺癌传统手术、乳腺癌保乳手术、乳腺肿瘤整形手术（OPS）、NSM、SSM、乳腺肿瘤重建手术（TRAM、DIEP、人工乳房假体、背阔肌联合假体、背阔肌肌瓣联合假体）、乳腺癌腔镜手术、乳腺外科机器人手术；良性乳腺疾病保守及外科治疗，包括乳腺增生疼痛、慢性乳腺炎、化脓性乳腺炎；乳腺结节“麦默通”微创手术、“静脉港”植入术等乳腺相关手术。

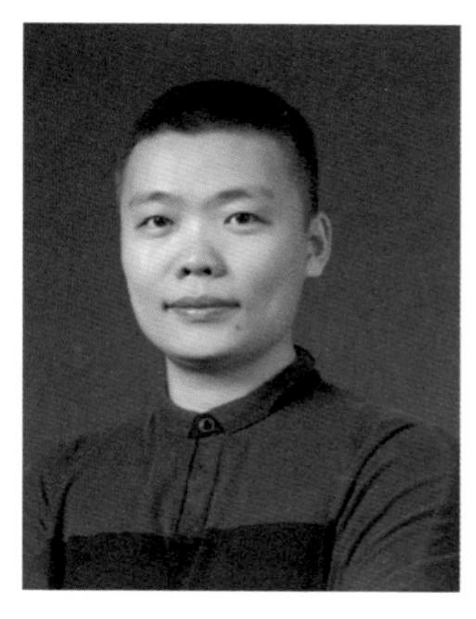

孙 鹏 2020年7月博士毕业于哈尔滨医科大学肿瘤学专业，现工作于中国医学科学院肿瘤医院深圳医院，主治医师。主要研究方向：胃肠外科（肿瘤外科）。现任中国抗癌协会大肠癌专业委员会委员，中国抗癌协会肿瘤转移专业委员会委员，深圳医师协会结直肠肿瘤专业委员会理事，深圳医师协会胃肠外科专业委员会理事，深圳市健康管理协会肿瘤专业委员会委员。参与及主持多项省部级课题，近年发表英文论文7篇，国内核心期刊5篇，参编参译著作4部。

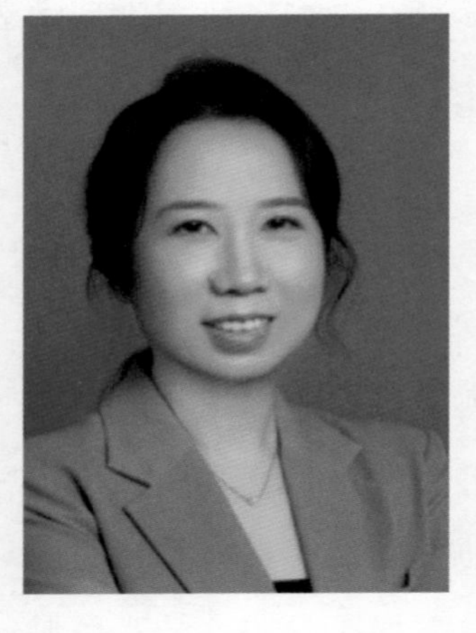

戴晓萍　毕业于南昌大学，学士学位，健康管理师，副主任护师，肝胆胃肠外科护士长，在读暨南大学护理高级研修班。1996 年毕业至今先后在吉安市中心人民医院、中国科学院大学深圳医院（光明）从事临床护理工作。从事护理工作 26 年，多次赴省内外、新加坡医院进行护理管理、普外科、静脉治疗、药品管理等多个专业研修，熟练掌握内、外、妇、急诊等多个护理专业疑难杂症护理要点，擅长静脉导管维护、肝胆胃肠外科护理。多次获得市、区、院级个人及团队荣誉称号。先后担任宝安区医学会外科护理专科组委员、光明区医学会第一届护理专业委员会常务委员、广东省基层医药学会加速康复外科护理专业委员会第一届委员、广东省护理学会第九届理事会微创外科护理专业委员会常务委员、外科护理专业委员会委员、肝外科护理专业委员会委员。发表各类论文 14 篇，申请新型专利 3 项，参编专著 5 本，成功申报课题 3 项。

第二版序言

癌症新疗法的研发速度日新月异，促使我们在第一版《肿瘤免疫疗法和靶向治疗》出版两年后，又及时更新为第二版。

随着人们对癌症转移过程的深入了解，让我们有望开发出更具特异性的靶向药物。本文还讨论了肿瘤干细胞在这一过程中的作用。

本书介绍了多种新的治疗方法，其总的主题是联合使用最为有效。联合疗法使得人们对癌症疫苗的运用有了新的认识。随着 mRNA 技术的进步，高效的 mRNA 癌症疫苗已开始陆续用于临床。

溶瘤病毒和双特异性抗体的使用开启了免疫治疗的新途径。CRISPR 技术虽然在癌症治疗方面展现出巨大希望，但目前仍处于早期发展阶段。微生物组对人体健康、免疫系统和癌症的发展产生了巨大影响，现已证实微生物组的组成会影响癌症治疗的结果。

本书主要总结了不断发展的癌症治疗领域的研究进展情况。

前言

癌症的治疗一直是一项重大挑战。近年来，尽管癌症的治疗取得了长足进步，但目前治疗的效果往往不佳，又或是患者复发。癌症治疗的新方法，即靶向治疗和免疫治疗，在科学界引起了极大的反响。这些较新的癌症治疗方法为那些别无选择的患者带来了希望。此外，就免疫疗法而言，即使在一个疗程结束后，疗效仍可持续。

癌症是一种涉及基因的疾病，包括基因的不适当激活或失活及其对细胞活动的影响。由于癌症是人体细胞的一种紊乱状态，作者对细胞的正常功能进行了大量讨论，并将其作为背景材料。这些主题包括基因及其在合成蛋白质、细胞信号传导和细胞周期中的作用。细胞之间通过化学信号进行交流，以此完成多种生命过程。细胞周期与细胞的生长发育有关，包括细胞分裂。细胞过程是在严格的控制下正常运行，而癌症绕过了这些过程。

传统意义上，癌症是以发病部位来分类的。本书介绍了基于个体癌症基因图谱的另一种分类方法，并讨论了主要的癌症种类，如癌瘤、肉瘤、白血病、淋巴瘤和黑色素瘤。本书对癌症这一广泛领域的一般性讨论。

本书讨论了现有的癌症的治疗方法，包括手术、放疗、化疗和激素治疗，以及这些领域的最新进展，同时还介绍了这些方法的适用条件和局限性。尽管出现了新的癌症治疗方法，但这些成熟的方法依然占有一席之地，尤其是化疗，常常与较新的治疗方法结合使用。

广泛的研究为免疫疗法在癌症治疗中的应用注入了新的活力。免疫系统通过识别和消灭外来物来发挥作用。研究人员成功在癌细胞上发现了免疫系统识别为外来物的标记物。免疫疗法的优势在于它的精确性，即在不伤害正常细胞的情况下，集中精力消灭癌细胞，可为别无他法的晚期癌症患者提供一种治疗选择。然而，迄今为止，免疫疗法仍然存在局限性，比如只对某些癌症有效，而且花费较大。

个性化或精准医疗的基础是对于每个患者其所患癌症情况独特性的认识，这就需要针对每个人的具体情况制订治疗方案。靶向治疗和免疫治疗都是以精准医疗为基础的。靶向治疗是一种干扰与癌症生长、进展和扩散有关的特定分子的药物。确定患者的癌症基因图谱，便能识别出可作为靶点的异常基因。

目 录

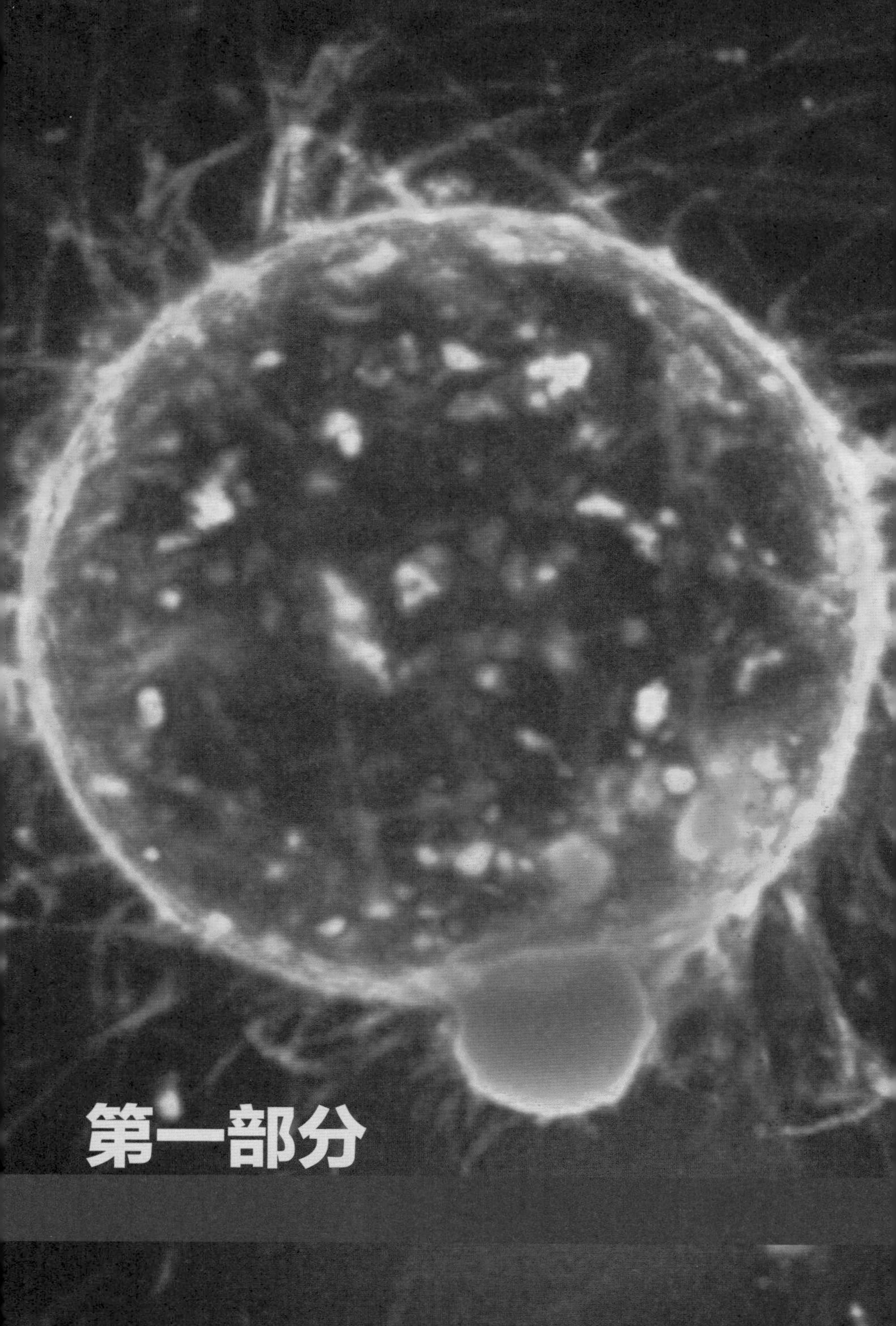

第一部分

癌症基础知识

要了解癌症的本质，就必须对正常细胞功能有基本的了解。第一部分介绍了基因功能、细胞信号传导和细胞周期等正常细胞过程，并以此为背景说明癌症是如何在制衡机制失灵时发生发展的。这一部分是基于癌症的基本描述，详细阐述了癌症是如何扩散的。

对特定癌症进行分类可用于确定治疗方法。本部分介绍了按器官或组织对癌症进行分类的标准方法，以及新出现的按基因图谱对癌症进行分类的方法。最后，我们还讨论了按组织来源对癌症进行分类的主要方法。

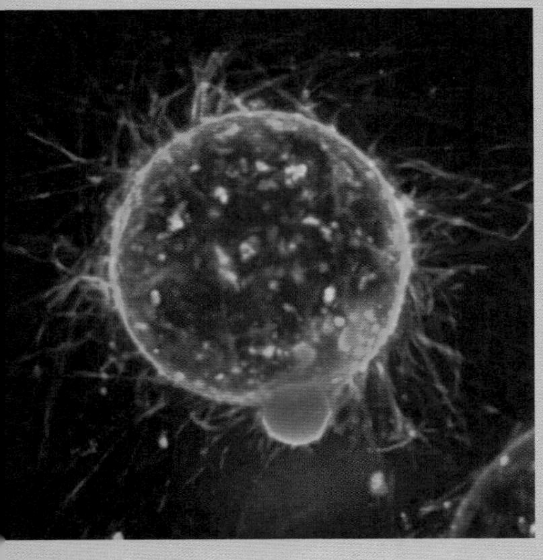

微触须和转移

美国国家癌症研究所
Stuart S. Martin

癌症的特征 第1章

1. 什么是癌症?

癌症是一种细胞不受控制地生长和增殖的疾病，这些细胞已经脱离了人体正常的生长控制机制，并获得了无限分裂的能力。癌细胞扩散是指癌细胞扩散到身体的其他组织和器官。癌症的发生是一个多步骤的过程，随着时间的推移会积累多种基因变化。

在癌症的发展过程中，有三种主要的细胞特性发生了改变：

- 细胞周期的失调导致细胞分裂失控。
- 细胞间的黏附性被破坏（细胞之间的结合）。
- 规避细胞死亡（细胞凋亡）。

这些变化将在本章的后面部分详细讨论。

人体由数万亿个细胞组成，而癌症的发生几乎可以从人体的任何部位开始。通常，人体细胞会根据身体需要而进行生长和分裂，形成新的细胞。当细胞变老或受损时，它们就会死亡，新的细胞会取而代之。

然而，当癌症发生时，这个有序的过程就会中断。随着细胞变得越来越不正常，老化或受损的细胞在应该死亡的时候存活了下来，新的细胞又在不需要的时候形成。由于这些多余的细胞可以不停地分裂，就很可能形成肿瘤。

许多癌症会形成实体瘤，即实性肿块。而那些像白血病等血液癌症，则一般不会形成实体瘤。

癌性肿瘤是恶性的，这意味着它们可以扩散或侵入邻近的组织。此外，随着肿瘤的生长，一些癌细胞会脱落，并通过血液或淋巴系统在体内扩散，继而在远离原肿瘤的部位形成新肿瘤。

与恶性肿瘤不同的是，良性肿瘤不会扩散或侵入附近组织。然而，良性肿瘤有时也可能很大，不过切除后通常不会再继续生长，但恶性肿瘤有时会再生长。值得注意的是，脑部良性肿瘤与身体其他部位的大多数良性肿瘤不同，它可能会危及生命（因为会占位压迫脑组织）。

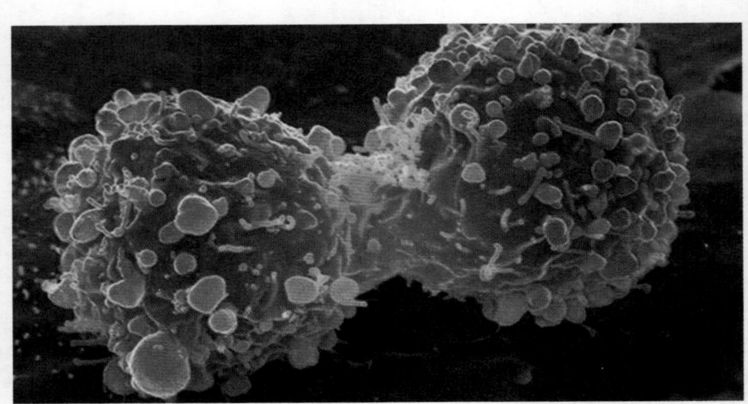

▲ **图 1.1　正在分裂的肺癌细胞**

来源：美国国立卫生研究院

https://www.cancer.gov/about-cancer/understanding/what-is-cancer

2. 癌细胞与正常细胞有什么区别？

癌细胞的生长已失去控制并具有侵袭性，这是因为它在许多方面与正常细胞不同。其中一个重要区别是癌细胞的分化程度低于正常细胞。正常细胞会生长成熟分化为具有特定功能的不同类型的细胞，而癌细胞不会。由于癌细胞分化程度低，这也是癌细胞会不停地分裂的原因之一。

此外，癌细胞会对正常情况下身体分泌的阻止细胞分裂的信号分子不敏感（开始一个细胞程序性死亡或凋亡的过程的信号）。正常情况下，人体正是利用这一过程来清除不需要的细胞。

癌细胞可能会影响周围滋养它们的正常细胞、分子和血管。这一区域被称为微环境。

例如，癌细胞可以诱导附近的正常细胞形成血管，为肿瘤提供生长所需的氧气和营养。新血管的形成被称为血管生成。这些血管还能清除肿瘤微环境中的代谢废物。

癌细胞还能躲避免疫系统的监视。免疫系统是一个由器官、组织和特殊细胞组成的网络，以保护人体免受感染和其他病症的侵袭。虽然免疫系统通常会自动清除体内受损或异常的细胞，但有些癌细胞仍能躲过免疫系统的攻击。

肿瘤也可以利用免疫系统来维持其生命和生长。例如，在通常能防止免疫反应失控的特异性免疫细胞的帮助下，癌细胞可以避免被免疫系统杀死。

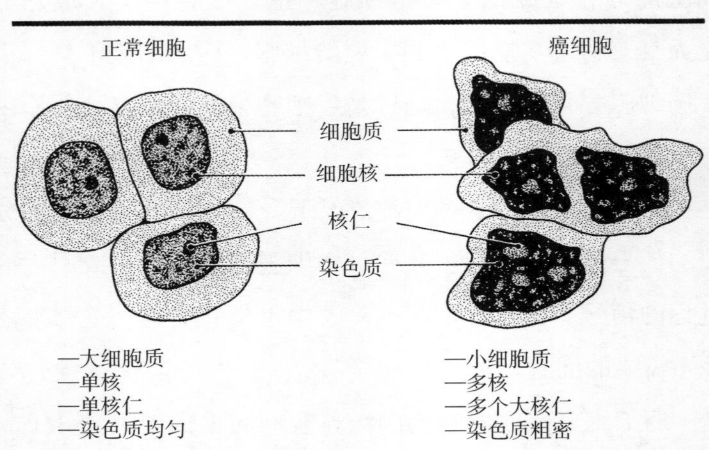

▲ **图 1.2　正常细胞和癌细胞的特征结构**

作者：Pat Kenny

来源：美国国家癌症研究所

https://commons.wikimedia.org/wiki/File:Normal_and_cancer_cells_structure.jpg

3. 什么是基因?

人体所有细胞的细胞核结构都含有 23 对染色体。染色体包含被蛋白质外壳包围的 DNA 分子。DNA/ 蛋白复合物被称为染色质。

DNA，也就是脱氧核糖核酸，是人类和几乎所有其他生物的遗传物质。人体内几乎每个细胞都有相同的 DNA。大部 DNA 位于细胞核（核 DNA 所在位置）中，但线粒体中也有少量 DNA。线粒体是细胞内的结构，可将食物中的能量转化为细胞可利用的形式。

DNA 中的信息以一种由四种化学碱基组成的密码形式存储：腺嘌呤（A）、鸟嘌呤（G）、胞嘧啶（C）和胸腺嘧啶（T）。人类的 DNA 由大约 30 亿个碱基组成，其中 99% 以上的碱基在所有人身上都是相同的。这些碱基的顺序或序列决定了构建和维持生物体所需的信息，就像字母表中的字母按照特定顺序排列以组成单词和句子一样（图 2.1）。

DNA 碱基 A 与 T 配对，C 与 G 配对，形成称为碱基对的单位。每个碱基还连接着一个糖分子和一个磷酸分子。

碱基、糖和磷酸合在一起称为核苷酸。核苷酸排列成两条长链，呈螺旋状，称为双螺旋。双螺旋结构有点像梯子，碱基对构成梯子的梯级，糖分子和磷酸分子构成梯子的垂直侧翼。

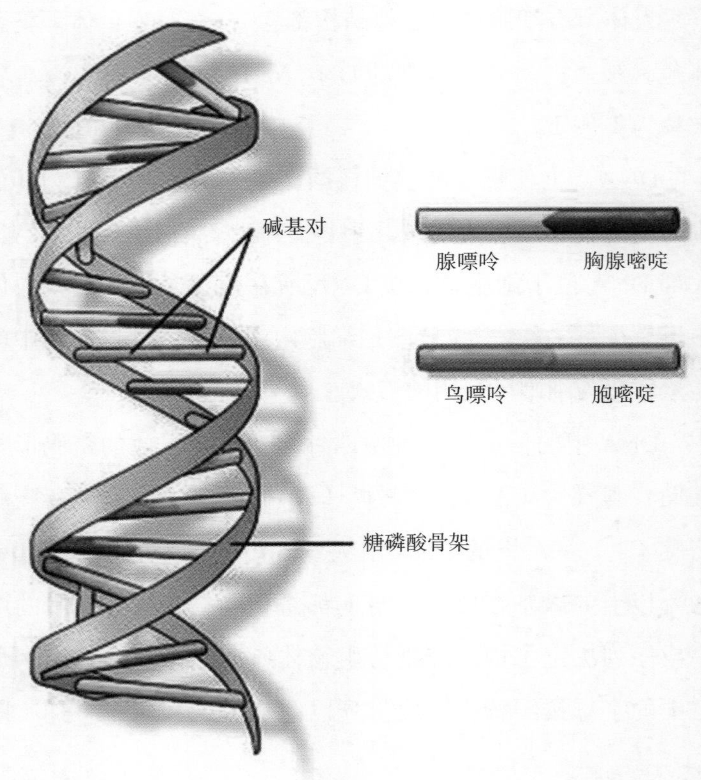

▲ 2.1　DNA 是一个双螺旋结构，由碱基对连接到糖磷酸骨架上形成
来源：美国国家医学图书馆

DNA 的一个重要特性是可以自我复制。双螺旋中的每一条 DNA 链都可以作为复制碱基序列的模板。这种模板在细胞分裂时至关重要，因为每个新细胞都需要有一个与旧细胞中 DNA 完全相同的副本。

基因以 DNA 分子片段的形式存在，既可以是连续的片段，也可以是分离的片段。一个 DNA 分子有许多基因（图 2.2）。

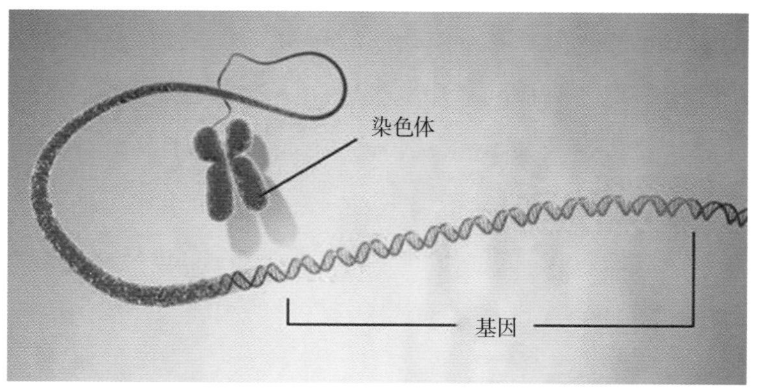

▲ **图 2.2　基因由 DNA 组成。每条染色体包含许多基因**

来源：美国国家医学图书馆

基因是遗传物质的基本功能单位。有些基因负责合成蛋白质，但许多基因并不编码蛋白质。人类基因的 DNA 碱基从几百个到两百多万个不等。据人类基因组计划估计，人类有两万到两万五千个基因。

每个人的每个基因都有两个副本，分别来自父亲和母亲。大多数基因在所有人身上都是相同的，但也有一小部分（不到总数的 1%）略有不同。等位基因是指 DNA 碱基序列稍有差异的同种基因。这些微小的差异造就了每个人独特的身体特征。

细胞核内有一个被称为核仁的结构（图 1.2）。核仁是染色质的浓缩区，核糖体在此进行合成。核糖体是大分子蛋白和核糖核酸（RNA）的复合物，是负责合成蛋白质的细胞器（细胞内具有专门功能的结构）。核糖体从细胞核中接受蛋白质合成的 “指令”，并在细胞核中将 DNA 转录成信使核糖核酸（mRNA）。启动子是启动特定基因转录的 DNA 区域。启动子位于同一条 DNA 链上基因的转录起始位点附近，且位于 DNA 的上游。这种 mRNA 进入核糖体，将 mRNA 中含氮碱基序列提供的编码翻译成蛋白质中特定顺序的氨基酸（图 2.2）。

核仁大小和形状的异常与癌症有关。核仁的这些变化可能是癌症发生的结果，在某些情况下，又可能会促进肿瘤的形成。这种变化是由于增殖细胞的新陈代谢需求增加，核糖体合成增加所致。

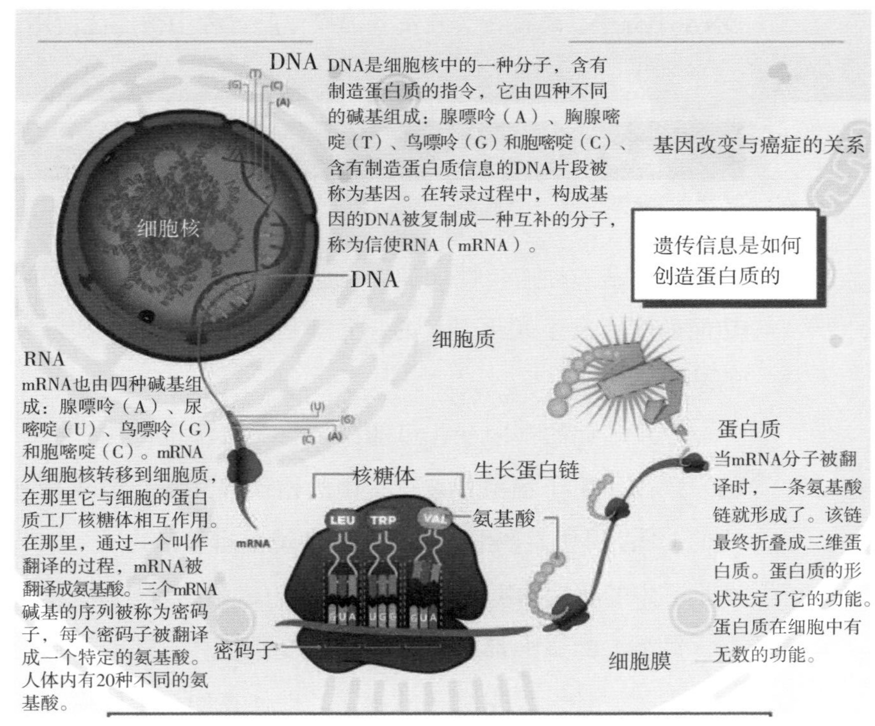

▲ **图 2.3　遗传信息如何创造蛋白质**

来源：美国国家癌症研究所

https://www.cancer.gov/about-cancer/causes-prevention/genetics/geneticchanges-infographic

4. 什么是质粒？

质粒是细胞内的一种小的 DNA 分子，与染色体 DNA 物理分离，可以独立复制。细菌中最常见的是双链环状

DNA 小分子。质粒在实验室基因操作的过程中被广泛使用。

5. 什么导致了癌症?

癌症是一种遗传性疾病，也就是说，它是由控制细胞功能的基因发生变化引起的，尤其是控制细胞生长和分裂的基因。

导致癌症的基因变化可能遗传自父母，也可能是在人的一生中，由于细胞分裂过程中的错误或某些环境暴露造成的 DNA 损伤而产生的。致癌的环境暴露包括物质（如烟草烟雾中的化学物质）和辐射（如来自太阳的紫外线）。

每个人的癌症都有独特的基因变化组合。随着癌症的不断发展，还会发生更多的变化。即使在同一个肿瘤中，不同的细胞也会有不同的基因变化。

一般来说，癌细胞比正常细胞有更多的基因变化，如 DNA 突变。其中一些变化可能与癌症无关，它们也可能只是癌症的结果，而不是癌症的原因。

为什么细胞周期和细胞信号转导对癌症发展很重要

第3章

6. 什么是细胞信号转导?

细胞信号转导是细胞相互沟通的过程。在这一过程中，信号细胞释放一种化学分子，影响接收细胞（靶细胞）。细胞信号转导是一个非常复杂的综合过程，对调节许多生命过程至关重要，包括细胞分裂、修复受损 DNA 以及必要时的细胞凋亡。信号转导过程的目标之一是维持稳定和平衡的内部环境，即所谓的“稳态”。如果信号转导过程受到破坏和失控，就会导致癌症。信号通路的复杂性使得癌细胞可以通过激活另一条通路来绕过一条通路上的药物抑制剂。

7. 什么是细胞受体?

受体是靶细胞内部或表面接收化学信号的蛋白质分子。化学信号是由信号细胞释放的，这些细胞释放的小分子称为配体。配体是一种能与另一种特定分子结合的分子，在某些情况下会在结合的过程中传递信号。因此，配体可被认为是信号分子。

配体和受体是互补的。通常一个特定的配体只与特定的受体结合。配体与受体的结合会启动一个过程，最终导致对身体功能至关重要的细胞或组织反应。这一过程将在下面的“内部受体”部分中详细介绍。

内部受体

内部受体又称细胞内受体或细胞质受体，存在于细胞的细胞质中，对可穿过质膜的疏水性（憎水性）配体分子做出反应。进入细胞后，许多这样的分子会与作为 mRNA 合成调节因子的蛋白质结合。

回想一下，mRNA 将遗传信息从细胞核中的 DNA 传递到核糖体，在核糖体上组装成蛋白质（见问题 3）。当配体与内部受体结合时，会引发形状变化，从而暴露出受体蛋白上的 DNA 结合位点。配体 - 受体复合物进入细胞核，然后与 DNA 的特定区域结合，促进特定基因产生 mRNA（图 3.1）。内部受体可直接影响基因表达（一个基因产生多少特定的蛋白质），无需将信号传递给其他受体或信使。

细胞表面受体

细胞表面受体又称跨膜受体，是附着在细胞膜上的蛋白质。这些受体与外部配体分子（不穿过细胞膜的配体）结合。这类受体跨越质膜，进行信号转导，将细胞外信号

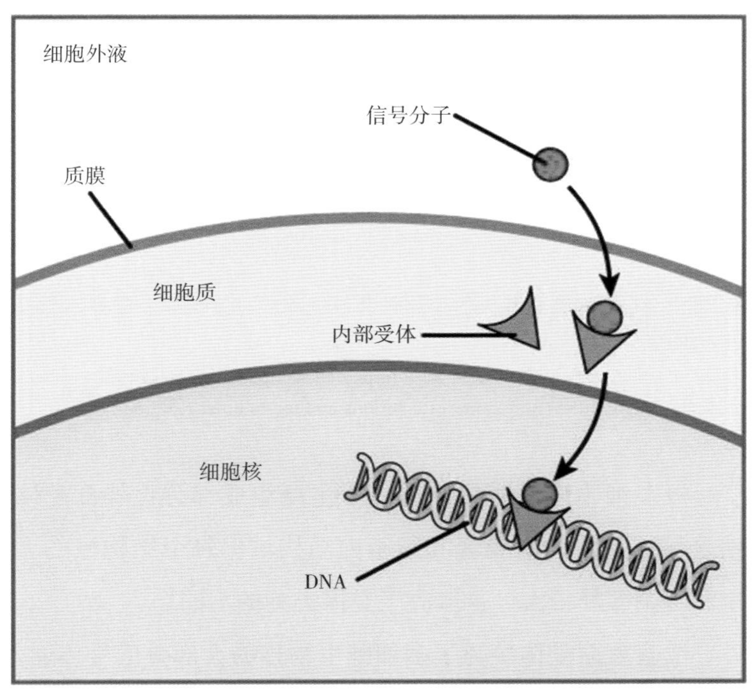

▲ 图 3.1 疏水性信号分子通常会扩散穿过质膜，并与细胞质中的内部受体相互作用。许多内部受体是转录因子，它们与细胞核中的DNA 相互作用并调节基因表达

《OpenStax 生物学（第二版）》
授权许可：知识共享署名 4.0 国际许可协议
https://opentextbc.ca/biology2eopenstax/chapter/signaling-molecules-and-cellular-receptors/

转化为细胞间信号。与细胞表面受体相互作用的配体不必进入受其影响的细胞（图 3.2）。细胞表面受体也被称为细胞特异性蛋白或标记物，因为它们对不同类型的细胞具有特异性。

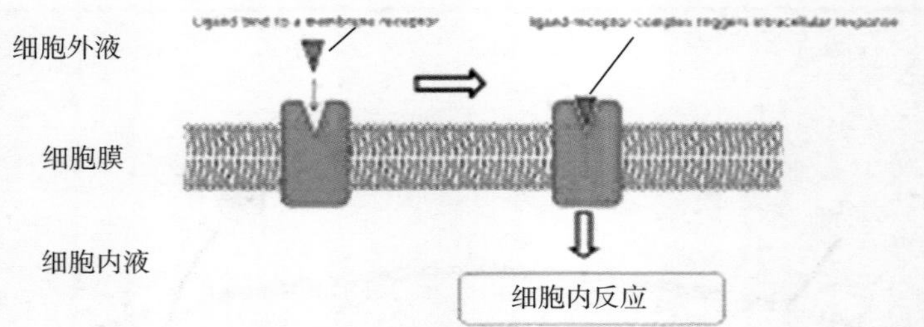

▲ 图 3.2　细胞表面受体的作用是通过细胞膜传递信号。配体不直接进入细胞

来源：Laozhengzz; 维基共享资源库 https://en.wikipedia.org/wiki/Cell_surface_receptor#/media/File:The External Re actions and the internal reaction .jpg

每个细胞表面受体都有三个主要组成部分：外部配体结合域、疏水性跨膜区和细胞内结构域。每个结构域的大小和范围差异很大，这取决于受体类型的不同。

细胞表面受体参与了多细胞生物体的大部分信号传递。细胞表面受体一般分为三类：离子通道连接受体、G 蛋白连接受体和酶连接受体。

离子通道连接受体

离子通道连接受体与配体结合，在质膜上打开一个通道，允许特定离子通过。为了形成通道，这类细胞表面受体有一个广泛的跨膜区域。当配体与通道的细胞外区域结合时，蛋白质的结构就会发生变化，从而允许钠、钙、镁和氢等离子通过（图 3.3）。

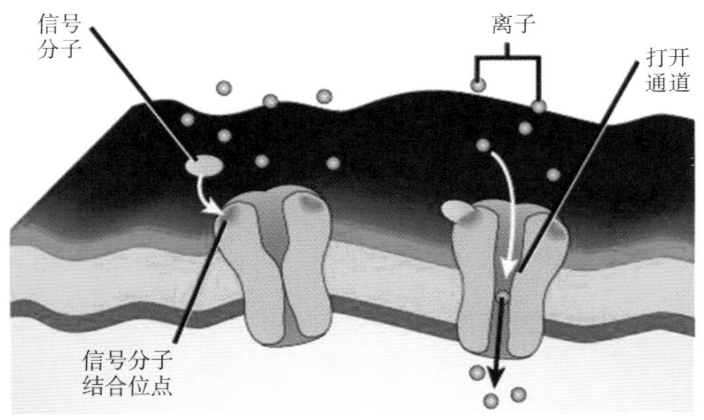

▲ **图 3.3 门控离子通道在质膜上形成一个孔道，当信号分子结合时孔道打开。打开的孔隙允许离子流入或流出细胞**

《OpenStax 生物学（第二版）》

因此，离子通道受体参与调节细胞膜上的离子电荷分布。这种电荷分布在许多生理过程中都至关重要，包括细胞信号转导和细胞周期进展（见问题 8）。这些功能对癌细胞增殖也是至关重要的。

有关离子通道受体作用的详细信息，请访问：

离子通道作为癌症的治疗靶点 https://www.ncbi.nlm.nih.gov/pmc/articles/PMC3134009.pdf/ijppp0003-0156.pdf

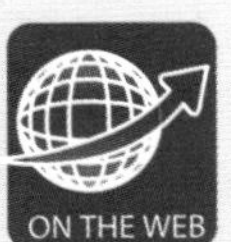

G 蛋白偶联受体

G 蛋白偶联受体是参与信号传递的最主要的细胞表面分子家族。G 蛋白与外部配体结合，向细胞内分子传递信号。一旦 G 蛋白与受体结合，G 蛋白就会改变形状，变得活跃起来，并分裂成两个不同的亚基。这些亚基中的一个或两个可能会因此激活其他蛋白质。

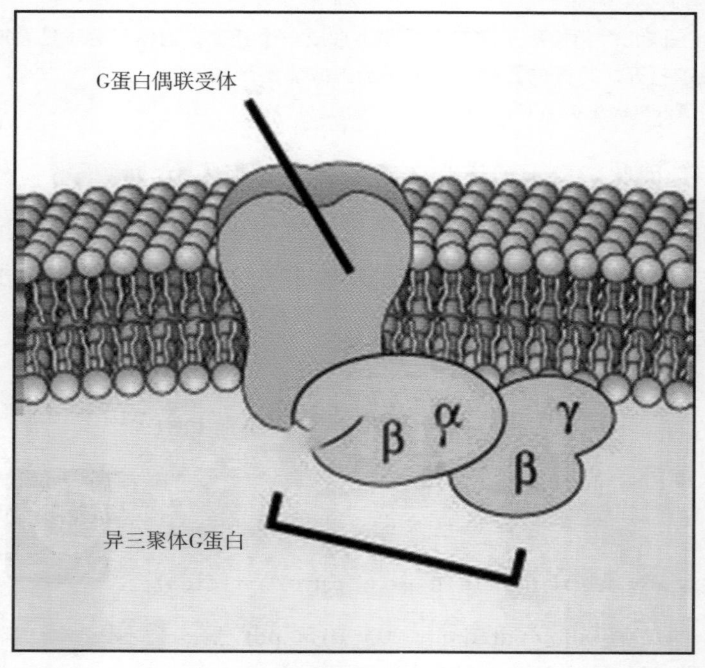

▲ 图 3.4　细胞膜上的 G 蛋白偶联受体与细胞内 G 蛋白结合的示意图
《OpenStax 生物学（第二版）》

G 蛋白偶联受体（GPCR）是一个庞大的细胞表面受体家族，可调节许多细胞功能。恶性细胞往往会剥夺 GPCR 的正常生理功能，从而实现自主生存，自主增殖，逃避免疫系统，获得血液供应，侵入周围组织并扩散到其他器官。

酶联受体

酶联受体是一种细胞表面受体，其细胞内结构域与酶相关联。在某些情况下，受体的胞内结构域本身就是一种酶。其他酶联受体有一个小的胞内结构域，可直接与酶相互作用。当配体与细胞外结构域结合时，信号通过膜传递，激活酶。酶的激活会在细胞内引发一系列事件，最终导致基因表达发生变化（图 3.5）。

酪氨酸激酶相关受体对调节生长因子（酪氨酸激酶是一种酶）至关重要。对于癌症来说很重要的两种生长因子信号是：

- 血管内皮生长因子 (VEGF) 促进新血管生长。新血管的发育对肿瘤的生长至关重要。
- 胰岛素样生长因子 -1 (IGF-1) 是一种对生长激素产生应答的激素。

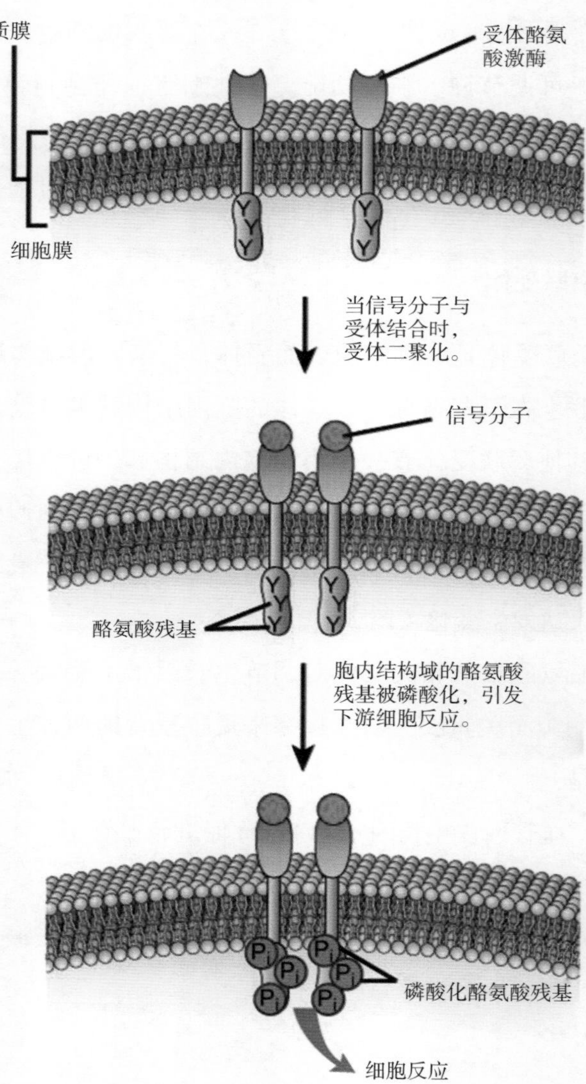

▲ 图 3.5 酶联受体（受体酪氨酸激酶）示意图

《OpenStax 生物学（第二版）》

有关 G 蛋白受体的详细信息，请访问：

https://en.wikipedia.org/wiki/G_protein

https://courses.washington.edu/conj/bess/gpcr/gpcr.htm

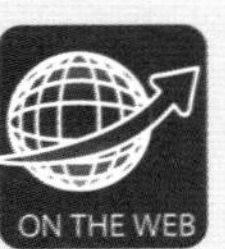

有关受体酪氨酸激酶作用的详细信息，请访问：

受体酪氨酸激酶：在癌症进展中的作用

www.ncbi.nlm.nih.gov/pmc/3394603/pdf/CO13_5p191.pdf

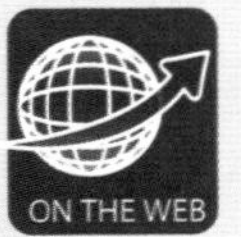

8. 什么是细胞周期？

细胞周期是细胞生长、发育并最终分裂的过程。对于正常细胞来说，这一过程的所有步骤都受到严格调控。当这些调控失效时，癌症就会发生。

细胞周期是细胞分裂和复制 DNA 以产生两个子细胞的一系列过程。 被称为细胞周期检查点的控制机制可确保细胞正常分裂。

细胞周期由四个不同的阶段组成：G1 期、S 期（合成期）、G2 期（统称为间期）和 M 期 (有丝分裂或减数分裂期）（图 3.6）。细胞在 G1 期生长，在 S 期复制 DNA。在 G2 阶段，细胞继续生长，通过细胞核分裂（细胞染色体的分裂）和细胞质分裂积累细胞分裂所需的营养物质，结

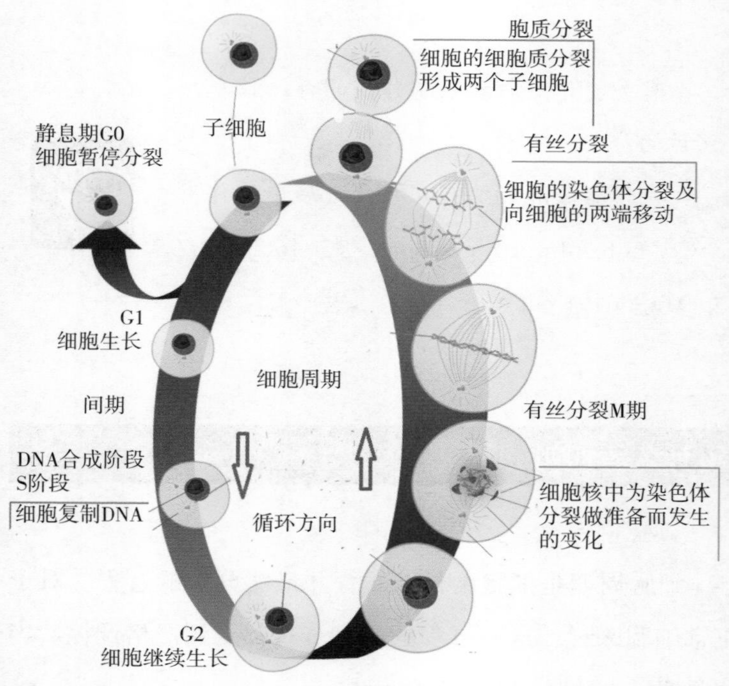

▲ 图 3.6　细胞周期

作者：Kelvinsong

https://en.wikipedia.org/wiki/Cell_cycle#/media/File:Animal_cell_cycleen.svg

果是有丝分裂，形成两个子细胞。细胞分裂后，每个子细胞再开始新一轮周期的间期阶段。

每个阶段的激活都取决于前一个阶段的正常进行和完成。暂时或可逆停止分裂的细胞进入休眠状态，称为 G0 期。

9. 细胞周期调控对癌症发展有何重要意义？

细胞周期检查点是一种复杂的信号通路，可调节细胞周期中的各种事件，并将细胞周期的进展与 DNA 修复结合起来。当检查点控制通路感知到 DNA 损伤时，就会发出信号阻止细胞周期的进展，直到 DNA 得到修复或细胞被破坏。检查点元件的突变可能导致细胞周期的异常进展，并形成表现出 DNA 损伤和遗传不稳定性的癌细胞。

癌细胞通常存在 G1 检查点缺陷，使细胞进入 S 和 G2 阶段。研究人员正在开发抑制 G2 检查点功能的药物。当 G2 检查点失效时，癌细胞无法修复 DNA 损伤，被迫进入 M 期（有丝分裂），导致细胞凋亡。针对 G2 检查点的药物与化疗或放疗结合使用可能最有效。

10. 癌症发展过程中哪些基因会受到影响？

正常细胞中存在三大类基因——原癌基因、抑癌基因和 DNA 修复基因，以平衡细胞增殖和细胞丢失。当这些基因的活性出现问题时，就可能会导致癌症的发生。

原癌基因参与细胞的正常生长和分裂，之所以如此命名，是因为它们可以成为致癌基因(癌基因)。当原癌基因变成癌基因后，细胞就会在不该生长和存活的情况下生长和存活。原癌基因只需一个等位基因发生突变就会变成癌基因。

有些原癌基因突变是遗传的，但大多数突变是获得性的。癌基因一般通过以下方式激活：

- 染色体重排使生长调节基因受不同启动子的控制（见问题 3），导致基因过度表达。
- 原癌基因复制，导致编码蛋白过度表达。

当参与细胞生长和分裂的基因受损时，抑癌基因就会被激活。当受损基因无法修复时，抑癌基因会促进基因凋亡。当两个等位基因都因突变或缺失而失活时，抑癌基因就会失活。失活的抑癌基因会出现 “功能丧失”，不能再控制细胞的生长和分裂。以下是最常见的抑癌基因：

基因	丧失功能导致癌症
p53	肺癌、乳腺癌、肉瘤
视网膜母细胞瘤 (Rb)	视网膜母细胞瘤、肉瘤、某些癌症
NF1	神经纤维瘤、恶性周围神经瘤
APC	结肠癌
WT1	Wilms 瘤、膀胱癌

p53 特别值得关注，因为它存在于很多癌症中。p53 的作用是监控基因组中的所有基因。在细胞中，p53 蛋白与 DNA 结合，以控制细胞周期的活动。当 p53 发生突变时，它就不能再与 DNA 结合，因此细胞分裂不再是“停止”信号。

p53 通过多种机制在细胞周期的调节或进展中发挥作用（图 4.1）。

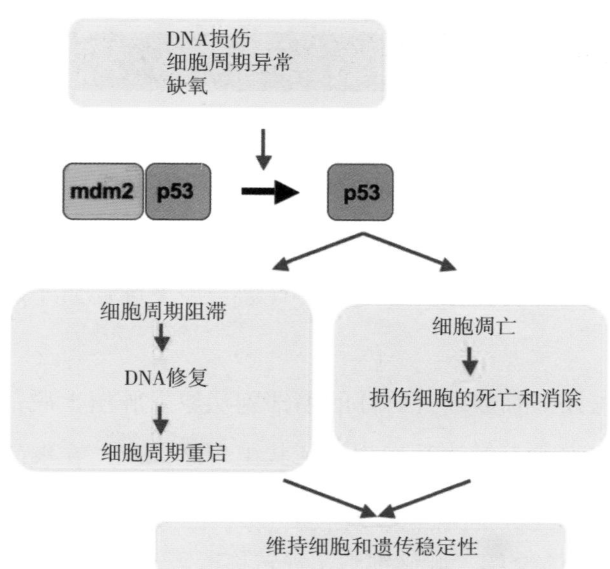

▲ 图 4.1 p53 通路

在正常细胞中，p53 被其负性调节因子 mdm2 灭活。在受到 DNA 损伤或其他压力时，各种途径都会使 p53 和 mdm2 复合物分离。一旦被激活，p53 将诱导细胞周期停滞，以修复或摧毁受损细胞。

作者：Thierry Soussi

- 当 DNA 受到损伤时，它能激活 DNA 修复蛋白。
- 它可以通过将细胞周期保持在 DNA 损伤识别的 G1/S 调节点来阻止生长。如果细胞在这一点上停留的时间足够长，DNA 修复蛋白就有时间修复损伤，细胞就能继续完成细胞周期。
- 如果 DNA 损伤无法修复，它就会启动细胞凋亡。

11. 癌症如何扩散?

在转移过程中，癌细胞从最初形成的地方脱落（原发性癌症），通过血液或淋巴系统，在身体其他部位形成新的肿瘤（转移性肿瘤）。转移瘤与原发肿瘤属于同一种癌症。

每天都有数以百万计的癌细胞从原发肿瘤上脱落。有些甚至在原发肿瘤被发现或症状出现之前就已在继发部位扎根了。

图 4.2 介绍了肿瘤细胞实现转移所需要克服的挑战。它们必须从原发肿瘤迁移，穿过上皮组织，进入血管，在血管内播散，离开血管并侵入远处组织，最后在新的组织部位建立新的集落。

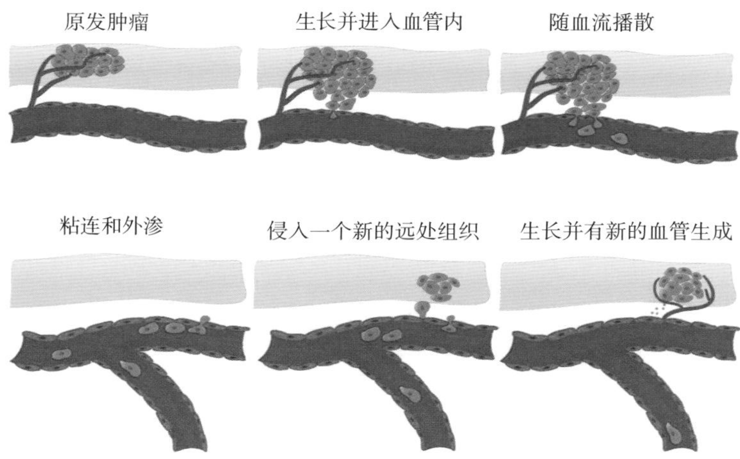

▲ **图 4.2 肿瘤扩散机制：转移**
作者：ellepigrafica
Shutterstock 通用许可

原位癌。早期癌症是指癌变或肿瘤仍局限于发病部位，尚未扩散到周围组织或身体其他器官。

研究表明，癌细胞必须逐步获得实现转移所需的特性。事实上，在形成这些特性之前，数以百万计的癌细胞被释放到血液循环中，并不会在远处建立集落。

癌细胞的标志是遗传不稳定性，这有助于一些细胞获得转移所需的特性。当细胞周期抑制剂和 DNA 修复基因被阻断时，肿瘤就会发生发展。端粒是染色体末端的 DNA 片段，具有稳定染色体的作用。随着细胞的衰老，端粒会缩短，染色体就容易发生损伤。端粒酶可以保护和维持端粒的长度。值得注意的是，癌细胞中的端粒酶含量很高，这使它们成为 “不死之身”。肿瘤可以在没有血管伴随的情况下增殖，这种情况会导致细胞缺氧，即所谓的 “缺氧”。癌细胞必须首先脱离原发肿瘤，开始在组织中迁移。癌细胞必须促进新血管生成。癌细胞进入血管后，必须在途中存活下来。癌细胞生存通常是通过附着在血小板上完成的。

新的血管生成可为癌细胞提供氧气和营养，从而促进肿瘤生长。因此，人们开发了抑制血管生成的药物。然而，输送抗癌药物又必须靠肿瘤内的血管，所以在这种情况下，刺激血管生成也可能是有益的。

人体组织由两种类型的细胞组成 : 上皮细胞和间充质细胞。上皮细胞通过细胞间黏附和物理屏障维持其在器官或组织中的位置。一种被称 E- 钙黏蛋白的蛋白质通过释放抗生长信号将细胞结合在一起。这种接触导致接触抑制，继而阻碍了细胞的进一步生长。上皮细胞进一步与称为细胞外基质的分子结合。细胞外基质反过来又与称为整合素的跨膜受体结合在一起。另一方面，间充质细胞是孤立的，并能够迁移。

肿瘤的过度生长会导致细胞外基质的机械应力增加和

变形。变形的基质可能会促进癌细胞的转移。肿瘤还表现出组织间液压增高，导致携带药物和癌细胞的液体从肿瘤血管中渗出。

细胞外基质是由胶原蛋白、酶和糖蛋白等细胞外大分子组成的三维网络，为周围细胞提供结构和生化支持。

整合素是与细胞外基质（ECM）成分结合的跨膜受体。与配体结合后，整合素会激活信号转导（传输）途径，从而介导细胞信号，如调节细胞周期、组织胞内细胞骨架以及将新受体转移到细胞膜上。整合素与黏附素等其他受体一起介导细胞－细胞和细胞－基质之间的相互作用。整合素对肿瘤细胞有着深远的影响，它们能调节肿瘤细胞的存活和恶性程度。

细胞骨架存在于所有细胞的细胞质中。它是一个复杂的由相互连接的蛋白质丝组成的复杂动态网络，从细胞核延伸到细胞膜。

上皮细胞可以通过称为上皮 - 间质转化（EMT）的过程转化为间质细胞。这个过程在胚胎发育期间以及在成人的损伤或炎症反应中都是正常的。在此过程中，E- 钙黏蛋白会破坏细胞与细胞外基质的结合。然后细胞可以迁移到特定部位形成新的上皮组织。肿瘤细胞可以控制这些正常过程，以达到侵入和迁移组织的目的。肿瘤细胞还能够发送信号来调节 E- 钙黏蛋白和整合素黏附的活性。

癌细胞的外观会从整齐有序的形状变得又细又长。这些外形上的变化使癌细胞能够挤压上皮细胞并穿过上皮细胞。当癌细胞遇到被称为基底层的坚硬外层时，它们会分泌一种被称为基质金属蛋白酶的酶，这些酶可以破坏物理屏障，以让癌细胞通过。这样，癌细胞就可以挤破血管细胞，进入血液。

根据图 4.3 所示，对于特定类型的癌症，是什么决定了它可能首次转移的部位？成功建立转移灶取决于转移的肿瘤细胞与靶器官细胞之间的相互作用。肿瘤细胞必须产生能改变靶器官细胞的因子，以促进肿瘤的存活和生长。最近的研究表明，这些因素与肿瘤的遗传特性有关。

转移性癌症的名称及其癌细胞类型与原发性癌症相同。例如，扩散到肺部并在肺部形成转移性肿瘤的乳腺癌是乳腺癌，而不是肺癌。

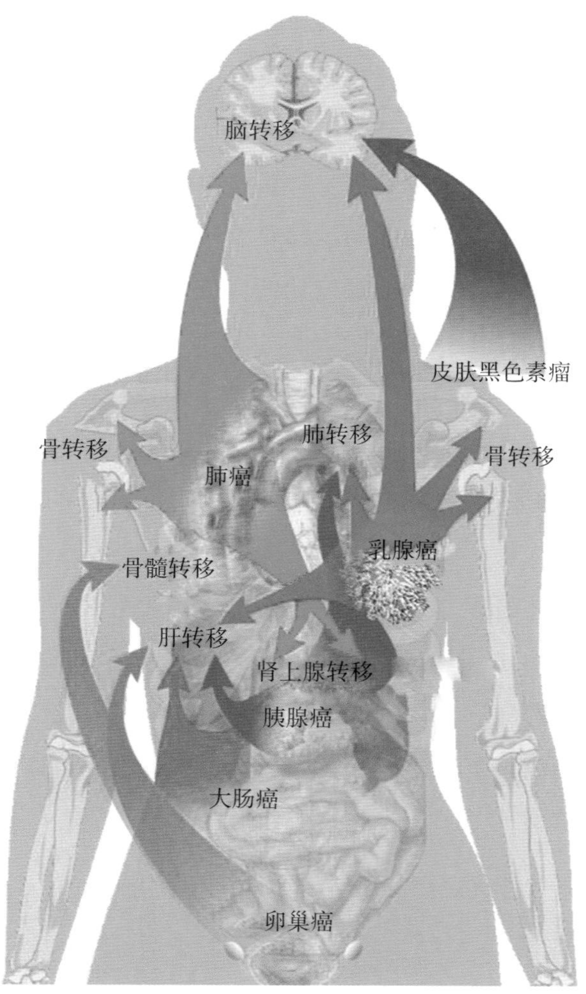

▲ 图 4.3　常见癌症的转移部位

https://commons.wikimedia.org/wiki/File:Metastasis_sites_for_common_cancers.svg
作者：Mikael Haggström

在显微镜下，转移性癌细胞通常看起来与原发癌细胞相同。然而，转移性癌细胞又具有不同的特性，使它们能够在新的环境中生存。

治疗可能有助于延长一些转移性癌症患者的生命。但一般来说，原发性肿瘤的治疗对于转移性癌症并不是非常有效。转移性肿瘤会对身体功能造成严重损害，大多数死于癌症的人是死于转移性疾病。

原发性癌症用“……癌”表示（皮肤黑色素瘤除外），其主要转移部位用“……转移”表示。常见癌症类型（根据 2008 年美国数据资料显示致死率最高）的转移部位如下：

原发性癌症	转移部位
肺癌	肾上腺、脑、骨
乳腺癌	骨、肝、肺、脑
结肠癌	肝
胰腺癌	肝、肺
黑色素瘤	脑
卵巢癌	胸膜腔、肝
前列腺癌	骨

12. 什么是癌症干细胞?

干细胞是未分化的细胞，可以分化成多种不同类型的特化细胞。干细胞在胚胎发育过程中必不可少，但也存在于成体干细胞中。成体间充质干细胞可以补充因损伤而损失的细胞，对于伤口的愈合很有价值。

癌症干细胞的起源仍存在争议。癌症干细胞（CSCs）是指在肿瘤或血液相关癌症中发现的癌细胞，具有与正常干细胞相关的特征，可产生特定癌症样本中发现的所有细胞类型。因此，癌症干细胞具有致瘤性（形成肿瘤），这可能与其他非致瘤性癌细胞形成鲜明对比。CSCs 可通过自我更新和分化成多种细胞类型的干细胞过程生成肿瘤。据推测，这些细胞会作为一个独特的群体持续存在于肿瘤中，并通过形成新的肿瘤导致复发和转移。因此，针对 CSCs 的特异性疗法的发展有望改善癌症患者的生存和生活质量，尤其是转移性癌症患者的生存和生活质量（图 4.4）。

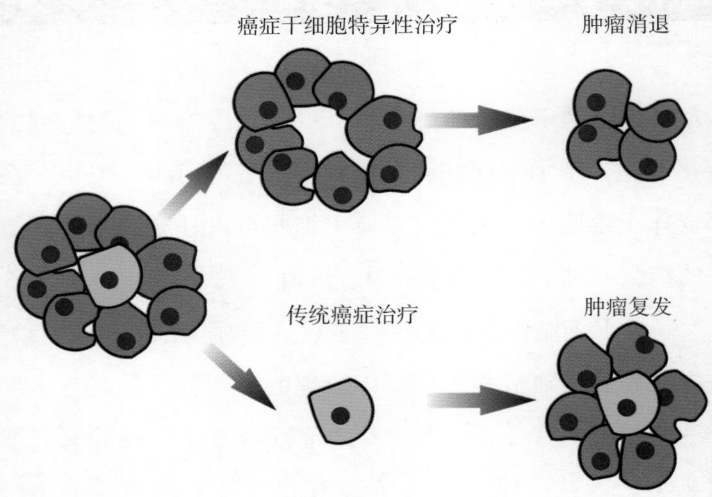

▲图 4.4　靶向癌症干细胞疗法与常规疗法之间的区别

https://commons.wikimedia.org/wiki/File:Cancer_stem_cells_text_resized.svg

作者：Peter Znamenskiy

13. 最近对转移的理解有哪些进展?

转移曾被认为是在癌症晚期发生，癌症的治疗重点是在癌症扩散之前消灭原发肿瘤。但现在研究发现，在癌症的早期阶段，癌细胞就已经出现了远处转移。

如前所述，当癌细胞迁移到新的组织时，它们会遇到不利于其进一步生长的外来敌对环境。在新的组织中，癌细胞可能会进入休眠期，以对新组织环境中接收到的信号做出反应，或者是由于缺乏它们在原生组织中依赖的信号而进入休眠期。在休眠状态下，癌细胞可以躲避免疫系统的监视，避免被化疗等只对快速分裂细胞起作用的疗法杀死。了解休眠状态至关重要，因为它是专门针对肿瘤转移灶应用新型治疗干预措施的关键窗口。

在休眠状态下，一些癌细胞可能具有癌症干细胞的特征（见问题 12）。一些研究人员假设癌症干细胞是肿瘤中负责启动新肿瘤的一个小的细胞亚群。健康的组织微环境会发出信号，使癌细胞处于休眠状态。然而，在受伤的情况下，组织的上皮层会发生破损。在正常的组织修复过程中，身体会激活一种名为 L1CAM 的细胞黏附分子。这种分子会刺激新分子的形成，以填补损伤造成的缺口。L1CAM 在细胞黏附、迁移、分化和癌细胞转移中发挥着重要作用。癌细胞利用这一自然过程修复肿瘤，并在新的位置再生。

L1CAM 已被开发为一种有价值的诊断或预后标记物，用于预测转移和治疗决策。研究还表明，针对 L1CAM 的抗体可以显著抑制肿瘤生长。

14. 目前正在研发的用来治疗转移瘤的药物有哪些?

癌细胞从环境中接收到信号后，就会从休眠状态中苏醒过来。了解这些信号可以为研发针对转移的预防或治疗方法提供线索。

成纤维细胞生长因子受体（FGFRs）与其他酪氨酸激酶受体相似（见问题 7）。FGFRs 在正常细胞的活动中发挥着重要作用，包括增殖、分化、迁移、血管生成和伤口愈合。当肿瘤细胞上调 FGFRs 时，可导致转移和抗癌治疗的耐药性。许多研究小组致力于研究 FGFR 的抑制剂。2019 年，美国 FDA 批准厄达替尼用于治疗 FGFR 基因改变的转移性尿路上皮癌患者。

Metadherin 是一种信号蛋白，可使癌细胞能抵御化疗等应激因素和免疫系统的攻击。目前关于 Metadherin 的研究正在进行中，以确定可用于治疗的 Metadherin 抑制剂。

治疗转移瘤的另一种方法是诱导或维持休眠。激活编码受体蛋白的 NR2F1 基因可使细胞周期停滞并激活视黄酸途径，从而诱导休眠。美国食品和药物管理局批准的两种抗癌药物——氮杂胞苷和视黄酸，联合使用可以诱导在体外培养的癌细胞进入休眠状态。

15. 组织变化在什么时候不是癌症?

并非身体组织的所有变化都是癌症。然而，一些组织变化如果不及时治疗可能会发展成癌症。以下是一些非癌症组织变化的示例，但在某些情况下应引起临床密切关注：

当组织内的细胞分裂速度比平时快，多余的细胞堆积或增加时，就会发生增生。不过，在显微镜下，增生的细胞和组织结构看起来是正常的。增生可由多种因素或情况引起，其中包括慢性刺激。

发育不良比增生更为严重。在发育不良的情况下，也会有多余的细胞堆积。但堆积的细胞看起来很不正常，组织结构也发生了变化。当细胞和组织变得更加不规则时，就有更大的可能形成癌症。

某些类型的发育不良可能需要接受监测或治疗。皮肤上形成的异常痣（称为发育不良痣）就是发育不良的一个例子。发育不良的痣有可能变成黑色素瘤，但大多数不会。

更严重的情况是原位癌。尽管有时被称为癌症，但原位癌并不是癌症，因为异常细胞不会扩散到原始组织之外。也就是说，它们不会像癌细胞那样侵入附近的组织。但是，由于某些原位癌可能会变成癌症，因此通常需要接受治疗。

16. 当细胞发生与癌症有关的突变时，它们会变成癌症吗?

答案是：不一定。科学家估计，一个健康的细胞需要发生 5 ～ 10 次与癌症有关的突变才会变成癌症。一项旨在确定健康人食管上皮细胞中的突变数量的研究发现，很大一部分细胞中的突变远比预期的要多，其中一些突变细胞比正常食管上皮细胞繁殖得更快，最终扩散到整个食管，形成突变细胞集落，即克隆，不过，这并没有导致癌症发生。并且这种异常生长似乎与年龄有关，会随着时间的推移逐渐积累。

17. 为什么癌症会复发?

癌症被成功治疗后，患者仍有可能复发。医生对于患者何时能够被有效真正“治愈”也无法给出确切的答案。患者在治疗后保持无癌状态的时间越长，他们被认为治愈的可能性就越大。对于大多数癌症来说，如果癌症复发，多数会发生在治疗后的头两年内。而有些癌症，复发时间可能长达十年。

根据目前对转移的理解，癌细胞可在癌症发展的早期阶段迁移到远处。在成功治疗原发肿瘤后，癌细胞会进入休眠状态而不被发现。当癌细胞从休眠状态被唤醒并开始增殖时，就会出现复发。

医生会根据癌症复发的部位和扩散的程度来进行描述。复发的不同类型包括：

- 局部复发是指癌症与原发癌症位于同一位置或非常接近。
- 区域复发是指肿瘤已长入原发癌症附近的淋巴结或组织。
- 远处复发意味着癌症已扩散到远离原发癌症的器官或组织。当癌症扩散到身体较远的地方时，称为转移或转移性癌症。即便癌症扩散，但仍然是同一类型的癌症。例如，如果您患有结肠癌，它可能会复发到您的肝脏。然而，这种癌症仍然被称为结肠癌。

关于癌症复发的进一步讨论将在本书后面的具体治疗章节。

18. 在癌症诊断中如何使用实验室检查?

医生在了解患者的病史、症状并进行体检后，可能会要求患者进行进一步的实验室检查。

实验室检查是一种对血液、尿液、其他体液或组织样本进行检查，以获取有关个人健康信息的程序。

有些实验室检查能提供有关特定健康问题的精确可靠的信息，而有些检查则只能提供一般的信息，帮助医生识别或排除可能存在的健康问题。医生经常使用不同的检查（包括影像学检查）来更多地了解一个人的健康状况。

实验室检查在癌症医学中的应用多种多样：

- 在患者出现任何疾病症状之前筛查癌症或癌前病变。
- 帮助诊断癌症。
- 提供有关癌症阶段（即严重程度）的信息；对于恶性肿瘤来说，包括原始（原发性）肿瘤的大小和范围（范围），以及肿瘤是否已扩散（转移）到身体的其他部位。
- 制订治疗计划。
- 监测患者在治疗期间的总体健康状况，并检查治疗的潜在副作用。
- 确定癌症是否对治疗有反应。

- 确定癌症是否复发。

19. 肿瘤活检如何帮助诊断癌症?

当发现患者体内有可疑生长物时，它可能是癌症，也可能不是癌症，必须采集组织样本（活检）并由病理学家（通过在显微镜下研究细胞和组织来确定疾病的医生）进行检查。癌症的诊断是基于对样本中细胞物理异常的观察。如果确认是癌变，则需要进行各种检查以确定癌症的特征。

20. 病理学家会对活检样本进行哪些检查?

病理学家对样本的检查包括以下内容：

- 显微镜下观察：样本在显微镜下的外观以及与正常细胞的比较。
- 诊断：肿瘤/癌症类型和等级（细胞在显微镜下的异常程度以及肿瘤生长和扩散的速度）。
- 肿瘤大小。

在确定组织为癌变后，病理学家可能还会进行其他检查，以获得更多通过常规染色观察无法确定的肿瘤信息。

21. 哪些影像学检查可用于诊断癌症?

影像学检查是诊断癌症的进步，因为它们是无创的，避免了活检的缺点。

标准的影像学检查包括超声波（超声检查）、计算机断层扫描（CT 扫描）、磁共振成像（MRI 扫描）和正电子发射断层扫描（PET 扫描）。

利用溶瘤病毒进行荧光成像最近引起了人们的兴趣，因为这种方法比标准方法能更有效地早期发现原发性肿瘤和小的转移灶。

22. CT 扫描是如何进行的?

CT 扫描是一种成像程序，它使用特殊的 X 射线设备对人体内部区域创建详细的图片，或者说是扫描。它也称为计算机轴向断层扫描（CAT）。

CT 扫描过程中生成的每张图片都能以薄薄的“切片”显示器官、骨骼和其他组织。生成的一系列图像还可组合成三维图像。技术人员和医生可以查看单个切片或三维图像。

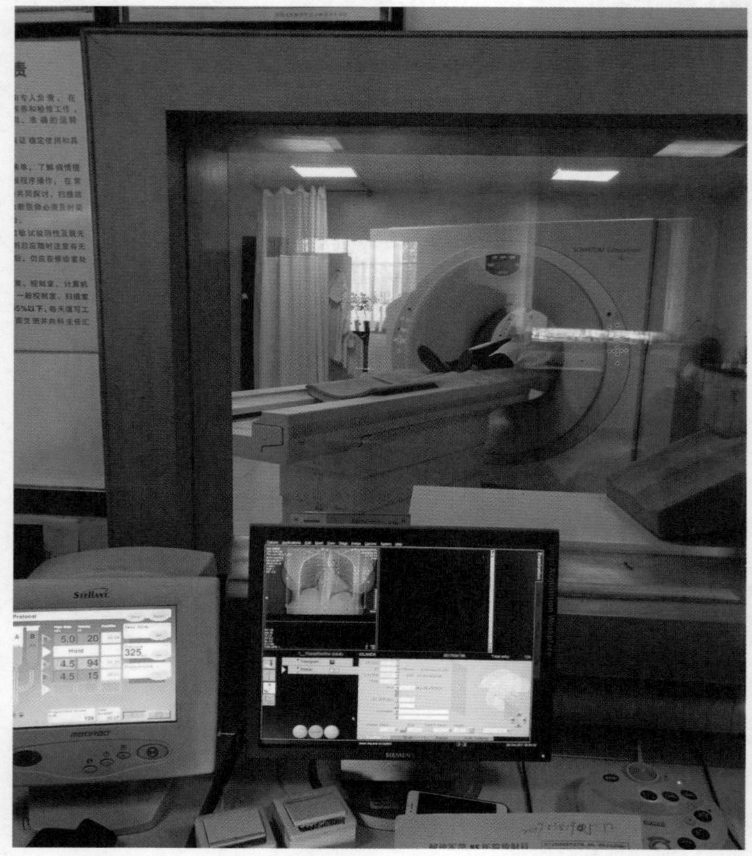

▲图 5.1　患者正在接受胸部 CT 扫描

作者：Ptrump16

https://en.wikipedia.org/wiki/CT_scan#/media/File:CT_Scan_Siemens_Somatom_Sensation_64.jpg

CT 在癌症治疗中的应用多种多样：

- 检测异常生长。
- 帮助诊断肿瘤的存在。
- 提供有关癌症分期的信息。
- 确定进行活检的确切位置（即引导检查）。
- 指导特定的局部治疗，如冷冻疗法、射频消融术和放射性粒子植入术。
- 帮助计划体外放射治疗或手术。
- 确定癌症是否对治疗有反应。
- 检测肿瘤复发。

研究表明，CT 扫查可以有效筛查大肠癌（包括大型息肉）和肺癌。

23. MRI 是如何进行的?

MRI 是一种无创成像技术，它能在不使用有害辐射的情况下生成三维解剖图像，通常用于疾病检测、诊断和治疗监测。它采用尖端技术，激发并检测构成生物组织的水中质子旋转轴的变化，从多个角度对人体进行横截面扫描。

MRI 扫描仪尤其适用于对人体的非骨骼部位或软组织

进行成像。MRI 与 CT 的不同之处在于，不使用 X 射线的破坏性电离辐射。与常规 X 射线和 CT 相比，MRI 可以更清楚地显示大脑、脊髓、神经、肌肉、韧带和肌腱。

MRI 可以区分大脑的白质和灰质，还可用于诊断动脉瘤和肿瘤。由于 MRI 不使用 X 射线或其他辐射，所以当需要频繁成像进行诊断或治疗时，尤其是用于脑部病变诊断时，它是首选成像方式。不过，MRI 比 X 射线成像或 CT 扫描更昂贵。

24. 什么是核医学扫描?

核医学扫描是使用少量放射性物质来发现肿瘤，并确定癌症在体内的扩散程度的技术。MRI 和 CT 扫描可提供内部器官和组织的解剖图，而核医学扫描则发现人体生理功能的差异，如新陈代谢。核医学扫描能清晰显示体内的分子过程，因此在癌症诊断中的作用日益突出。

核医学扫描的例子有：

- PET 扫描（正电子发射断层扫描）。PET 扫描最常用的放射性示踪剂是 ^{18}F- 脱氧葡萄糖，这是一种与葡萄糖相似的分子。癌细胞的新陈代谢比正常细胞活跃，因此它们对这种 ^{18}F- 脱氧葡萄糖的吸收率更高。PET 扫描可与 CT 扫描结合使用，图像相互叠加，这些组合图像可以提供更精确的信息和准确的诊断。

- SPECT 扫描（单光子发射计算机断层扫描）。SPECT 扫描中使用的放射性示踪剂会滞留在血液中，而不会被组织吸收。由于癌细胞的生长速度远大于血管的生长速度，因此生长迅速的肿瘤会缺血。SPECT扫描可通过检测血流减少的区域来识别肿瘤。SPECT 扫描比 PET 扫描便宜且更容易获得。

25. 什么是肿瘤分级？

肿瘤分级是根据肿瘤细胞和组织在显微镜下的异常程度来描述的。分化程度是衡量肿瘤生长和扩散速度的指标。如果肿瘤细胞和组织结构与正常细胞和组织接近，则被认为是“分化良好”的肿瘤。与“未分化”或“分化不良”的肿瘤相比，这类肿瘤的生长和扩散速度较慢，这是因为它们的细胞外观异常，可能缺乏典型的组织结构。医生会根据这些和其他显微镜外观上的差异，为大多数癌症指定一个数字 “等级”。用于确定肿瘤分级的因素因癌症类型而异。

26. 什么是癌症分期?

癌症分期是指原始（原发性）肿瘤的大小和范围，以及癌细胞是否已在体内扩散。癌症分期是根据原发肿瘤的位置、大小、区域淋巴结受累情况（癌症向附近淋巴结扩散）以及肿瘤数量等因素确定的。

了解癌症的分期有助于医生：

- 了解癌症的严重程度和患者的生存几率。
- 为患者规划最佳治疗方案。
- 确定可能适合患者的治疗方案的临床试验。

即使病情恶化或扩散，癌症的分期也会在诊断时给出。因此，尽管癌症本身可能会发生改变，但分期不会改变。

癌症的分类 第6章

27. 传统的癌症分类方法是什么？

癌症有大约两万种不同类型。癌症类型通常以形成癌症的器官或组织命名。例如肺癌始于肺部细胞，脑癌始于脑部细胞。癌症也可以根据形成癌症的细胞类型来描述，例如上皮细胞癌或鳞状细胞癌。基于这种分类方法，每种肿瘤都由相应的专科负责治疗，例如乳腺癌的治疗与胃癌的治疗是截然不同的。

《科学》杂志有一篇文章描述了癌症类型显著的组织特异性，这可能与组织的基础生物学特征有关（Haigis 2019）。癌基因和抑癌基因只有在特定组织的环境条件允许这些基因表达的情况下才能发挥作用。

28. 根据肿瘤细胞的分子改变对癌症进行分类的方法是什么？

美国国立卫生研究院（NIH）于 2006 年启动了一项名为“癌症基因图谱”（The Cancer Genome Atlas）的计划，目的是建立一系列癌症基因变化的数据库。研究人员发现，在不同器官的肿瘤中，一些 DNA 变化、基因表达和染色体数目是相似的。这些发现表明，传统的癌症解剖分类系统可以通过基于不同器官肿瘤共有的分子变化的分类系统来补充。

这些新分类方案背后的动机是改进癌症的诊断和治疗。根据每个人的癌症独特的分子特征采取更个性化的治疗方法，比基于癌症器官的普遍治疗更有效。然而，任何分类方案都存在潜在的不足。癌症本质上具有遗传异质性，并且会随着时间的推移而变化，因此患者肿瘤的分类可能取决于肿瘤采样的阶段。然而，目前的治疗方法倾向于将癌症视为同质且不变的。

正如我们将看到的，在使用新的免疫疗法或靶向治疗时，了解特定患者癌症的分子改变可能至关重要。

癌症可按以下方式分类：

- 起源器官或组织（传统方法）
- 癌细胞的分子改变（新方法）

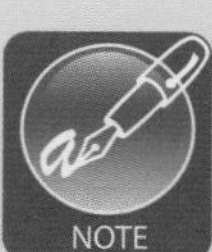

有关各类癌症的讨论，请访问：

https://en.wikipedia.org/wiki/Cancer_cell

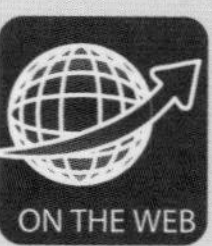

29. 什么是癌瘤?

癌瘤是最常见的癌症类型。癌瘤细胞产生于皮肤或内脏器官的上皮组织。在显微镜下观察，许多类型的上皮细胞通常呈柱状（图 6.1）。

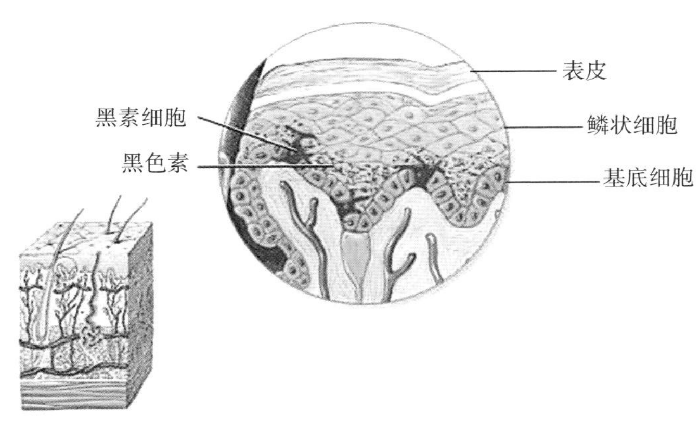

▲ 图 6.1　上皮的解剖结构

左图为整个皮肤的横截面，右图为上皮细胞。

来源：https://commons.wikimedia.org/wiki/File:Illu_skin02.jpg

始于不同上皮细胞类型的癌症都有着特定的名称：

腺癌是在产生液体或黏液的上皮细胞中形成的癌症。具有这种上皮细胞的组织有时被称为腺组织。大多数乳腺癌、结肠癌和前列腺癌都是腺癌（图 6.2）。

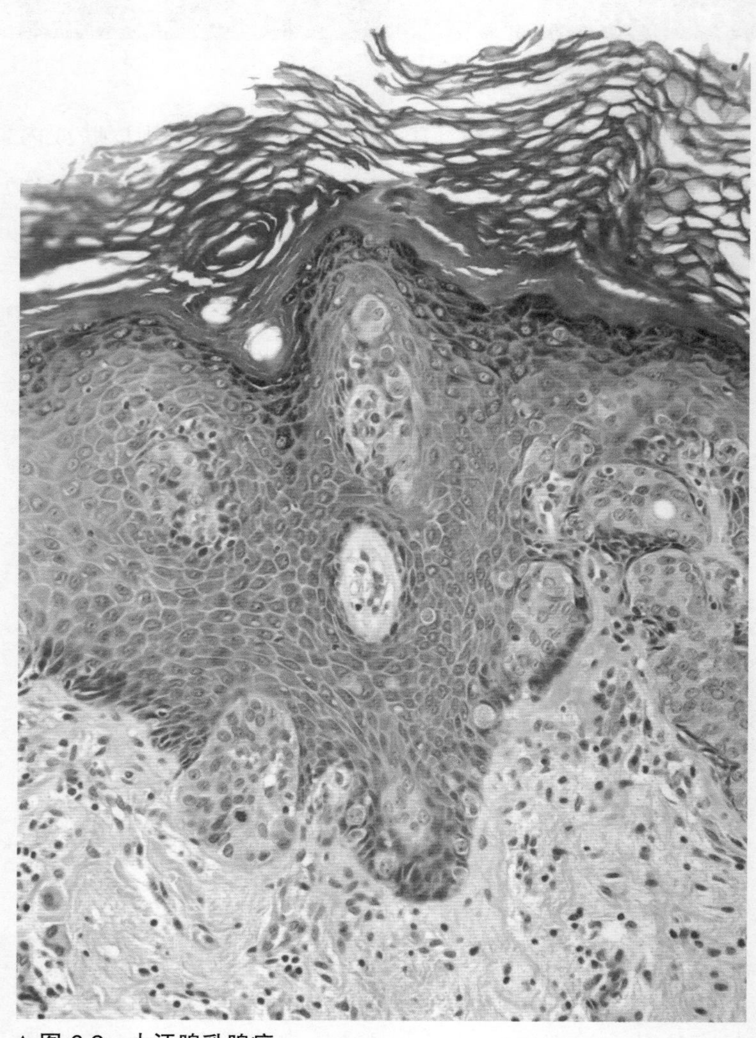

▲图 6.2　大汗腺乳腺癌

来源：Nephron

https://commons.wikimedia.org/wiki/File:Apocrine_carcinoma_-_high_mag.jpg

基底细胞癌是皮肤癌最常见的类型。这种癌症始于表皮的下层或基底层，即人的外层皮肤。基底细胞会随着老细胞的死亡而产生新的皮肤细胞。

鳞状细胞癌是在鳞状细胞中形成的癌症，这些细胞是位于皮肤外表面（表皮）下方的上皮细胞。此外，鳞状细胞还分布在许多其他器官，包括胃、肠、肺、膀胱和肾。在显微镜下观察，鳞状细胞看起来像鱼鳞一样扁平。鳞状细胞癌有时也称为表皮样癌。

移行细胞癌是一种在称为移行上皮组织或尿道的上皮组织中形成的癌症。这种组织由多层上皮细胞组成，可以变大或变小，存在于膀胱内壁、输尿管、部分肾脏（肾盂）和一些其他器官中。有些膀胱癌、输尿管癌和肾癌属于移行细胞癌。

30. 什么是肉瘤?

肉瘤是在结缔组织中形成的癌症，包括肌肉、脂肪、血管、神经、骨骼、淋巴管和纤维组织（例如肌腱和韧带）。肉瘤主要分为两大类：骨肉瘤和软组织肉瘤。需要特别注意到，肉瘤作为原发性癌症非常罕见，应与这些组织中发现的源自其他组织转移的癌症区分开来。

最常见的原发性骨癌是骨肉瘤。由于它发生在生长组织中，因此最常见于儿童。软骨肉瘤发生在软骨中，多见于成年人。尤文肉瘤可发生在骨骼或软组织中（图 6.3、图 6.4）。

最常见的软组织肉瘤类型是平滑肌肉瘤、卡波西肉瘤、恶性纤维组织细胞瘤、脂肪肉瘤和皮肤隆起性纤维肉瘤。

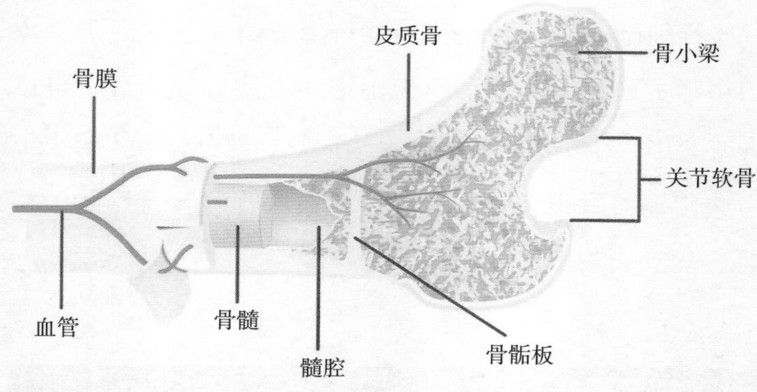

▲图 6.3　骨横截面

来源：Pbroks13

https://commons.wikimedia.org/wiki/File:Bone_cross-section.svg

授权许可：知识共享署名 3.0 未本地化版本

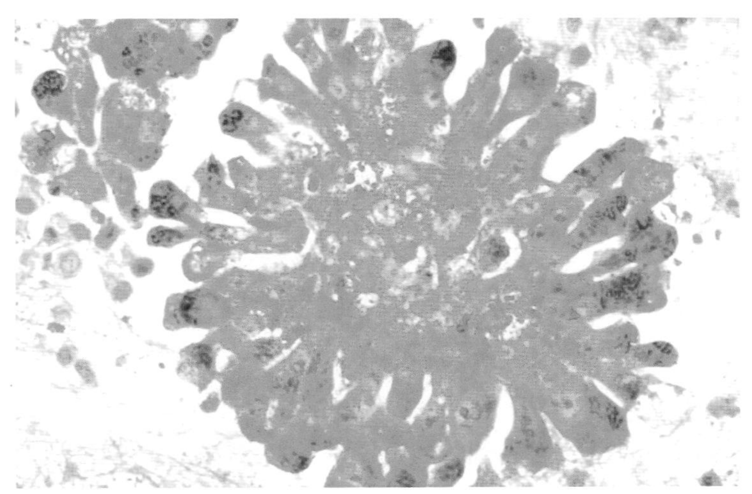

▲ **图 6.4　尤文肉瘤细胞**

来源：《美国科学公共图书馆・生物卷》，2005 年 3 月 8 日，e276 期

31. 什么是白血病？

通常，骨髓会制造造血干细胞（未成熟细胞），随着时间的推移，这些细胞会变成成熟的血细胞。造血干细胞可能变成骨髓干细胞或淋巴干细胞。淋巴干细胞会变成白细胞，即淋巴细胞。

髓系干细胞会变成三种成熟血细胞中的一种：

- 携带氧气和其他物质到身体所有组织的红细胞。

- 对抗感染和疾病的白细胞（淋巴细胞除外）。
- 形成血凝块止血的血小板。

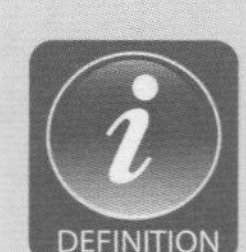

造血——血细胞的形成和发育。

母细胞——血细胞的未成熟阶段。

祖细胞——源自干细胞的未成熟血细胞，可以进一步分化为特定的成熟血细胞。

图 6.5 说明，所有血细胞都来自“多功能造血干细胞”，这意味着干细胞具有形成多种类型血细胞的潜能。第一次分化产生其他类型的未成熟细胞，称为髓系或淋巴祖细胞。髓系祖细胞进一步分化为成熟的血小板、红细胞和几种类型的白细胞（嗜碱性粒细胞、中性粒细胞、嗜酸性粒细胞和单核细胞）。淋巴祖细胞进一步分化为成熟的淋巴细胞。

当造血细胞不能正常成熟时，它们就会变成白血病细胞。白血病细胞形成的确切原因尚不清楚，但人们普遍认为干细胞或祖细胞的突变可能是促成因素。白血病细胞也可能不会在应该发生凋亡的情况下发生凋亡，因此，白血病细胞会在骨髓中积聚并溢到血液中。血液中存在大量未成熟母细胞可以作为白血病阳性诊断。

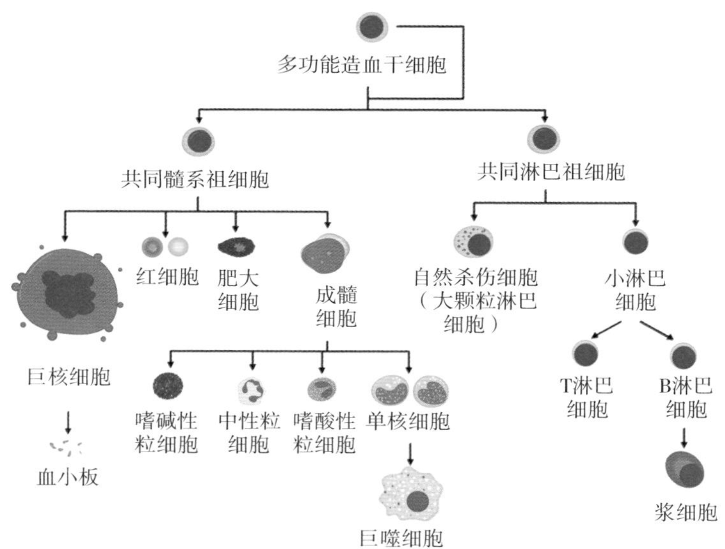

▲ 图 6.5　血细胞的形成

来源：A. Rad

https://www.wikilectures.eu/w/Blood_cell_formation#/media/File:Hematopoiesis_simple.png

白血病主要分为四种类型：

- 急性白血病——病情严重且突然发病。
- 慢性白血病——病情发展缓慢。
- 淋巴细胞或淋巴细胞性白血病。
- 髓系白血病。

32. 什么是淋巴细胞白血病?

淋巴细胞白血病又称淋巴细胞性白血病，由淋巴祖细胞发展而来。急性淋巴细胞白血病多见于儿童，如不及时治疗，可在几个月内致命（图 6.6）。

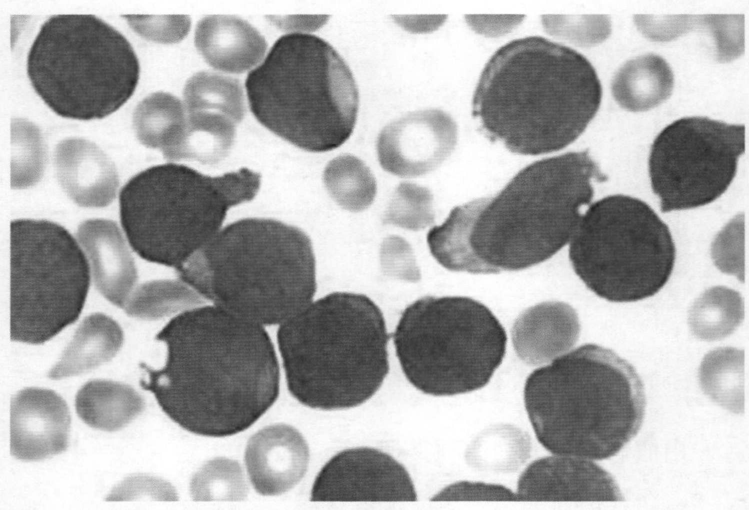

▲ 图 6.6 急性淋巴细胞白血病
作者：James Grellier
https://en.wikipedia.org/wiki/Cancer_cell#/media/File:Acute_lymphoblastic_leukaemia_smear.jpg
授权许可：CC BY-SA 3.0

慢性淋巴细胞白血病（CLL）在成人中的发病率高于儿童。CLL 患者的淋巴细胞看起来非常正常，但却不能像正常白细胞那样发挥抗感染的作用。虽然慢性淋巴细胞白血病比急性淋巴细胞白血病发展缓慢，但治疗难度更大。

急性 CLL 严重且突然发作，慢性 CLL 则发展缓慢。

33. 什么是淋巴瘤？

淋巴瘤是指起源于淋巴细胞和淋巴组织的恶性肿瘤，会出现异常淋巴细胞（T 细胞或 B 细胞）在淋巴结、淋巴管和其他器官（如脾脏和肝脏）中堆积。淋巴瘤细胞在淋巴系统中生长，而白血病细胞则在骨髓中生长。

淋巴瘤主要有两种类型：

霍奇金淋巴瘤——这种疾病患者的淋巴细胞会发生异常，称为里德 - 斯登伯格细胞（Reed-Sternberg cells）。这些细胞通常由 B 细胞形成。

非霍奇金淋巴瘤——这是一大类始于淋巴细胞的癌症（图 6.7）。这种癌症的生长速度可快可慢，可由 B 细胞或 T 细胞形成。

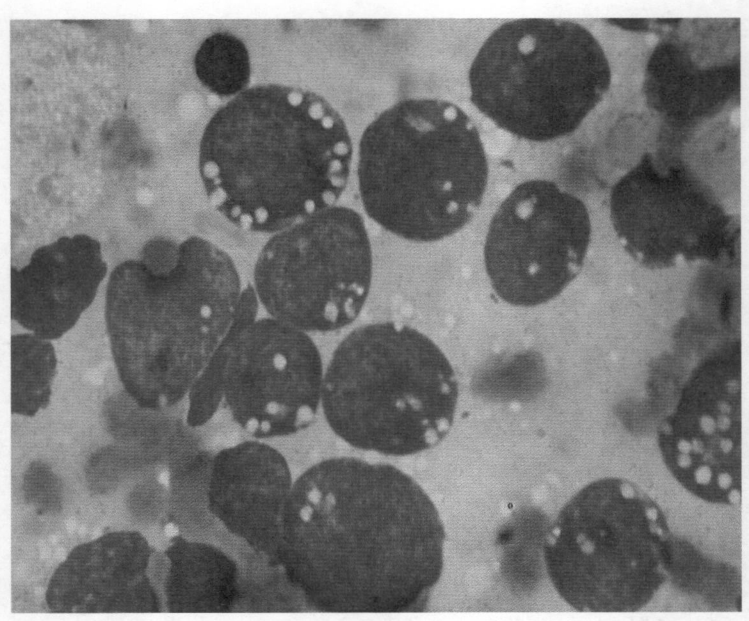

▲图 6.7　伯基特淋巴瘤

来源：https://www.flickr.com/photos/euthman/144136197/in/set-72057594114099781/
作者：Ed Uthman，医学博士

34. 什么是多发性骨髓瘤？

多发性骨髓瘤是一种始于浆细胞（免疫细胞的一种）的癌症（图 6.8）。异常的浆细胞（称为骨髓瘤细胞）会在骨髓中积聚，并在全身骨髓中形成肿瘤，最终影响肾功能。多发性骨髓瘤又称浆细胞骨髓瘤和卡勒病。

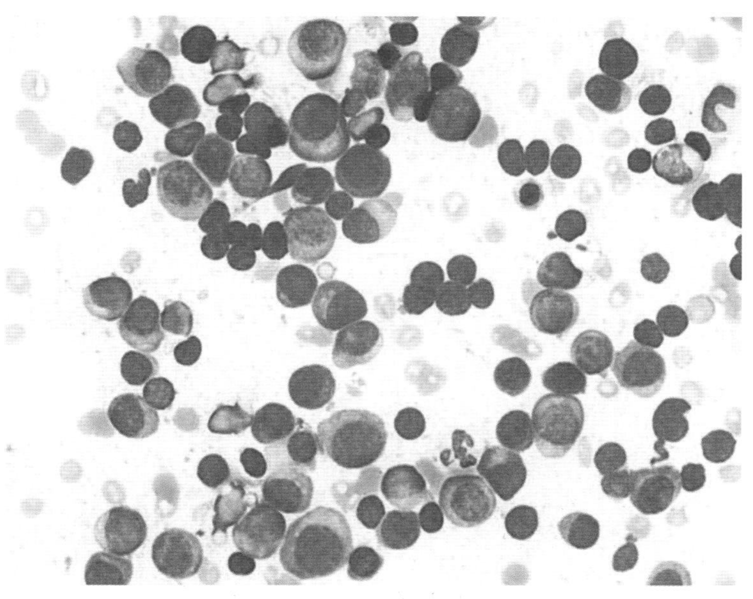

▲ 图 6.8 多发性骨髓瘤

https://commons.wikimedia.org/wiki/File:Multiple_myeloma_(1)_MG_stain.jpg

35. 什么是黑色素瘤?

前面章节讨论了两种皮肤癌：鳞状细胞癌和基底细胞癌。表皮的基底层还含有称为黑素细胞的特殊细胞，它们可产生黑色素（赋予皮肤颜色的色素）（图 6.1）。黑色素细胞的基因损伤（通常由太阳或日光浴灯的紫外线辐射引起）可导致一种危险的皮肤癌，即黑色素瘤（图 6.9）。大多数黑色素瘤发生在皮肤上，但也可能发生在其他色素组织中，如眼睛。黑色素瘤的早期症状是现有痣的形状或颜色发生变化，如果是结节性黑色素瘤，皮肤上任何地方均可出现新的肿块。

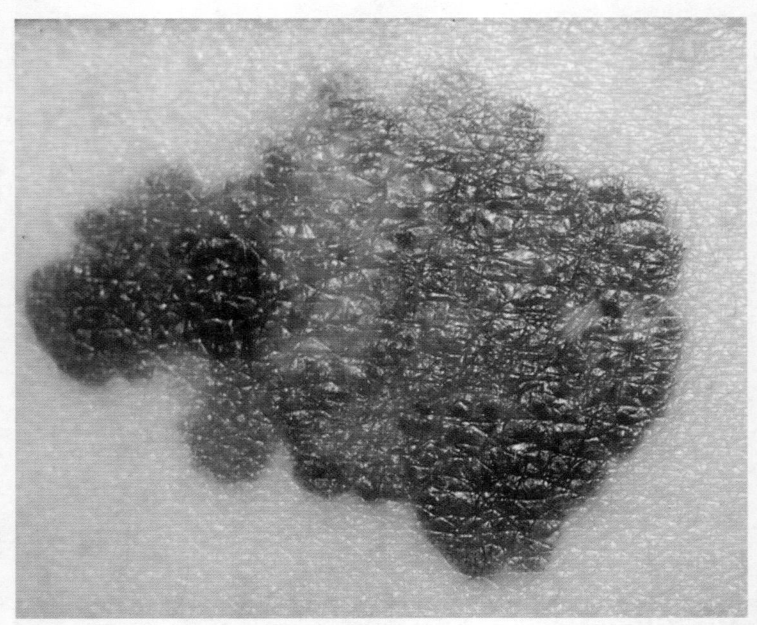

▲ 图 6.9 皮肤上的黑色素瘤

36. 什么是脑和脊髓肿瘤？

脑和脊髓肿瘤的类型多种多样。这些肿瘤是根据细胞类型和肿瘤最初在中枢神经系统中形成的部位而命名。例如，星形胶质细胞瘤始于星形胶质细胞（星形胶质细胞伸展充填在神经细胞的胞体及其突触之间，起到支持和分隔神经细胞的作用）。脑肿瘤有良性（非癌症）和恶性（癌症）之分。

37. 什么是生殖细胞肿瘤?

生殖细胞肿瘤是指始于产生精子或卵子的细胞的肿瘤。这些肿瘤几乎可以发生在身体的任何部位，可以是良性的，也可以是恶性的。

38. 什么是神经内分泌肿瘤?

神经内分泌肿瘤是一种起源于神经内分泌细胞的肿瘤。神经内分泌细胞遍布于身体各个部位，可以根据神经系统发出的信号产生和释放多种激素。这些肿瘤可能会产生高于正常量的激素，引起多种不同的症状。神经内分泌肿瘤可能是良性的，也可能是恶性的。

类癌是神经内分泌肿瘤的一种，生长缓慢，通常出现在胃肠道系统（最常见于直肠和小肠）。类癌可能会扩散到肝脏或身体的其他部位，并分泌血清素或前列腺素等物质，导致类癌综合征。

REFERENCES

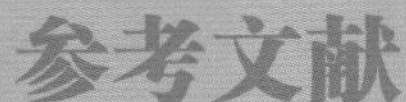

参考文献

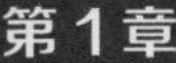

第1章

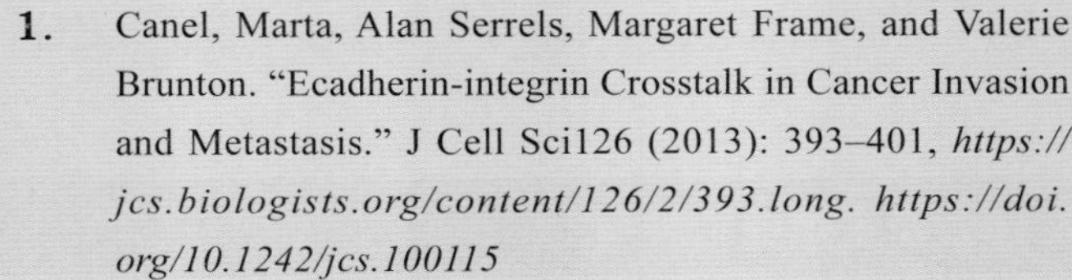

1. Canel, Marta, Alan Serrels, Margaret Frame, and Valerie Brunton. “Ecadherin-integrin Crosstalk in Cancer Invasion and Metastasis.” J Cell Sci126 (2013): 393–401, *https://jcs.biologists.org/content/126/2/393.long. https://doi.org/10.1242/jcs.100115*
2. National Cancer Institute. “What Is Cancer?” February 9, 2015, *https://www.cancer.gov/about-cancer/understanding/what-is-cancer.*

第2章

3. Cancer.net. “The Genetics of Cancer.” March 2018, *https://www.cancer.net/navigating-cancer-care/cancerbasics/genetics/genetics-cancer.*
4. Genetics Home Reference. “What Is a Gene?” and “What Is DNA?” U.S. National Library of Medicine, August 6, 2019, *https://ghr.nlm.nih.gov/primer/basics/gene.*
5. National Cancer Institute. “The Genetics of Cancer.” October 12, 2017, *https://www.cancer.gov/about-cancer/causes-prevention/genetics.*
6. National Human Genome Research Institute. “Deoxyribonucleic Acid (DNA) Fact Sheet.” National Institutes of Health, June 16, 2015, *https://www.genome.gov/about-genomics/factsheets/Deoxyribonucleic-Acid-Fact-Sheet.*

第 3 章

7. Biology 2E, Chapter 45, Signaling Molecules and Cellular Receptors. OpenStax Biology 2nd Edition.*https://opentextbc.ca/biology2eopenstax/chapter/signaling-moleculesand-cellular-receptors/*

8. Funk, Jens Oliver. "Cell Cycle Checkpoint Genes and Cancer." Encyclopedia of Life Sciences, 2005. John Wiley & Sons *https://doi.org/10.1038/npg.els.0006046*

9. Sever, Richard, and Joan Brugge. "Signal Transduction in Cancer." Cold Spring Harbor Perspectives in Medicine, 5, no.4: a006098 (Apr. 2015) *https://doi.org/10.1101/cshperspect.a006098*

10. Wikipedia. "Cell surface receptor." (Oct. 12, 2021) *https://en.wikipedia.org/wiki/Cell_surface_receptor*

第 4 章

11. Bommer, Ulrich-Axel, and Kara Perrow. "Cancer Biology: Molecular and Genetic Basis." Cancer Council Australia, September 24, 2014, *https://wiki.cancer.org.au/oncologyformedicalstudents/Cancer_biology:Molecular_and_genetic_basis.*

12. CancerQuest.org. "Cancer Development." Emory Winship Cancer Institute. (2019) *https://www.cancerquest.org/cancer-biology/cancerdevelopment*

13. Cancer Research UK. "Cancer Cells." October 28, 2014, *https://www.cancerresearchuk.org/about-cancer/what-is-cancer/howcancer-starts/cancer-cells.*

14. Cancer Research UK. "How Cancer Can Spread." December 5, 2017, *https://www.cancerresearchuk.org/about-cancer/what-iscancer/how-cancer-can-spread.*

15. Cancer Research UK. "Why Some Cancers Come Back." December 8, 2017, *https://www.cancerresearchuk.org/about-cancer/what-iscancer/why-some-cancers-come-back.*

16. Canel, Marta, Alan Serrels, Margaret Frame and Valerie Brunton. "E-cadherin-integrin crosstalk in cancer invasion and metastasis." J Cell Sci. 126. (2013): 393-401. *https://doi.org/10.1242/jcs.100115*

17. Cooper, Goeffrey. "The Development and Causes of Cancer." The Cell: A Molecular Approach, 2nd ed. Sinauer Associates, Inc., 2000, *https://www.ncbi.nlm.nih.gov/books/NBK9963/.*

18. Lodish H, Berk A, Zipursky SL, et al. "Tumor Cells and the Onset of Cancer." Sec. 24.1 in Molecular Cell Biology, 4th ed. W. H. Freeman, 2000, *https://www.ncbi.nlm.nih.gov/books/NBK21590/.*

19. Papaccio, Frederica, Francesca Paino, Tarik Regad, Gianpaolo Papaccio, Vincenzo Desiderio, and Virginia Tirino. "Concise Review: Cancer Cells, Cancer Stem Cells, and Mesenchymal Stem Cells: Influence in Cancer Development." Stem Cells Translational Medicine. 6, pp. 2115-2125.*http://dx.doi.org/10.1002/sctm.17-0138*

20. Wiliams, Shawna. "New Understanding of Metastasis Could Lead to Better Treatments." The Scientist. (April 2021) *https://www.the-scientist.com/features/new-understanding-ofmetastasis-could-lead-to-better-treatments-68572*

21. Samarassinghe, B. "The Hallmarks of Cancer 6: Tissue Invasion and Metastasis." Scientific American. Oct. 30,

2013. *https://blogs.scientificamerican.com/guest-blog/the-hallmarks-ofcancer-6-tissue-invasion-and-metastasis/*

第5章

22. National Cancer Institute. "Understanding Laboratory Tests." December 11, 2013, *https://www.cancer.gov/about-cancer/diagnosisstaging/understanding-lab-tests-fact-sheet.*

23. National Cancer Institute. "Cancer Staging." March 9, 2015, *https://www.cancer.gov/about-cancer/diagnosis-staging/staging.*

24. National Cancer Institute. "Computed Tomography (CT) Scans and Cancer." July 16, 2013, *https://www.cancer.gov/aboutcancer/diagnosis-staging/ct-scans-fact-sheet.*

25. NIH-National Institute of Biomedical Imaging and Bioengineering. "Magnetic Resonance Imaging (MRI)." *https://www.nibib.nih.gov/science-education/science-topics/magneticresonance-imaging-mri.*

26. RadiologyInfo.org. "Positron Emission Tomography-Computed Tomography (PET/CT)." January 23, 2017, *https://www.radiologyinfo.org/en/info.cfm?pg=pet.*

第6章

27. Haigis, Kevin, Karen Cichowski, and Stephen Elledge. "Tissue Specificity in Cancer: The Rule, not the Exception." Science 363, no. 6432 (2019): 1150–1151. *https://doi.org/10.1126/science.aaw3472*

28. Memorial Sloan Kettering Cancer Center. "Seed and Soil:

Tracing the Journey of Spreading Cancer Cells." MSK News Summer 2021. *https://www.mskcc.org/msk-news/summer-2021/seed-and-soiltracing-journey-spreading-cancer-cells*

29. Williams, Shawna. "Advancing Against Metastasis." The Scientist. 35, no. 2: (April 2021) *www.the-scientist.com*

22. Song, Qingxuan, Sofia Merajver, and Jun Li. "Cancer Classification in the Genomic Era: Five Contemporary Problems." Human Genomics 9, no. 27 (2015): 1–8. *https://www.ncbi.nlm.nih.gov/pmc/articles/PMC4612488/pdf/40246_2015_Article_49.pdf. https://doi.org/10.1186/s40246-015-0049-8*

23. Tontonoz, Matthew. "Stealth Mode: How Metastatic Cancer Cells Evade Detection by the Immune System." (March 24, 2016) Memorial Sloan Kettering Cancer Center. *https://www.mskcc.org/news/stealthmode-how-metastatic-cancer-cells-evade-detection-immune-system*

23. Wikipedia. "Cancer cell."*https://en.wikipedia.org/wiki/Cancer_cell.*

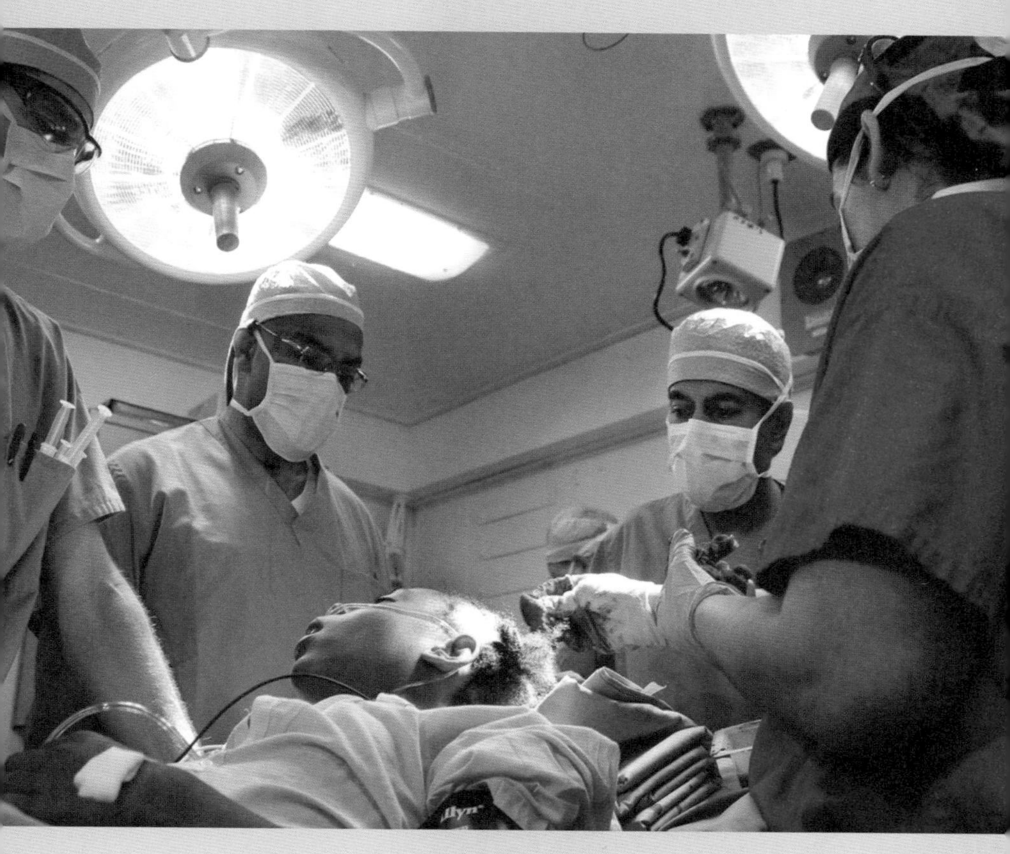

第二部分

癌症治疗的标准方法

标准的癌症治疗方法包括手术、放射治疗（简称放疗）、化学治疗（简称化疗），以及有限的激素治疗。本部分将讨论决定选择哪种方法进行治疗的情况及其局限性。

正如全书所讨论的，通常会综合使用多种治疗方法来治疗特定的癌症。

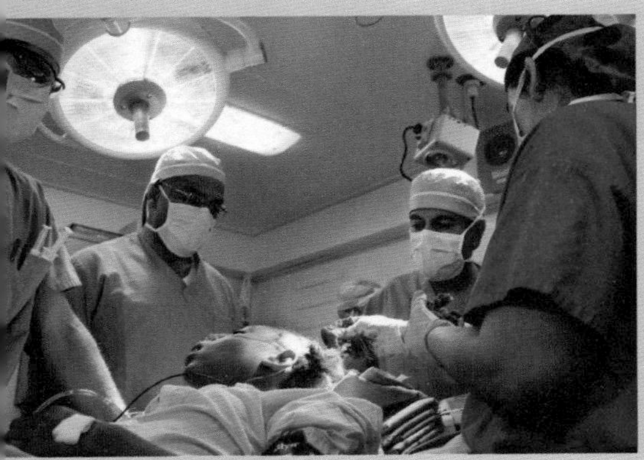

外科手术
图片由 David Mark 提供
Pixabay 许可

第7章

手术

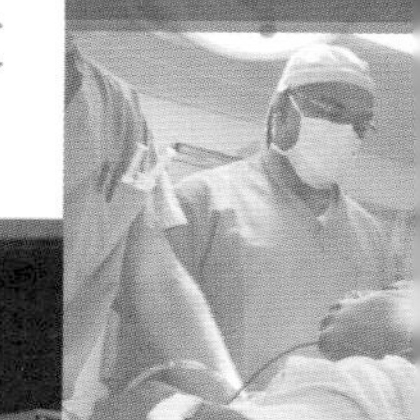

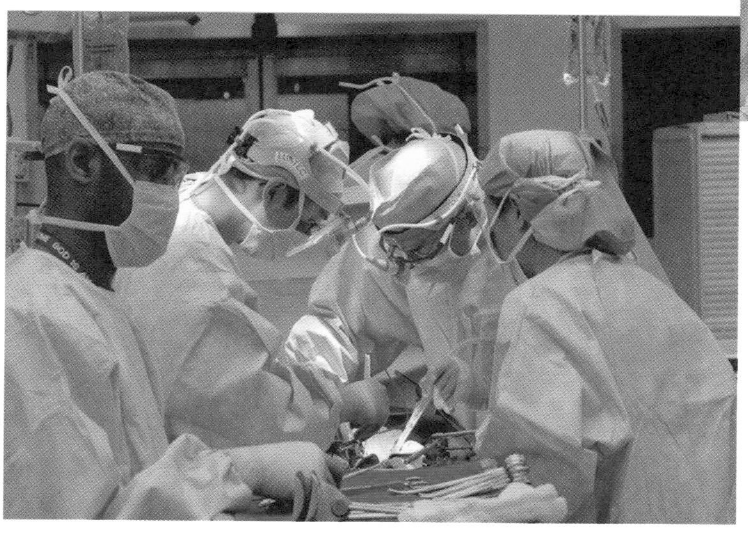

▲ 图 7.1 正在进行癌症手术治疗
来源：美国国家癌症研究所
作者：John Crawford（摄影师）
https://visualsonline.cancer.gov/details.cfm?imageid=4179

39. 何时应考虑将手术作为癌症治疗计划的一部分？

手术是最古老的癌症治疗方式，在癌症治疗计划中仍然发挥着重要作用。手术可以用来帮助预防癌症、诊断癌症、切除癌症和支持其他治疗。

40. 手术如何帮助预防癌症？

在预防性手术中，外科医生会切除尚未癌变但癌变风险比较高的组织，例如结肠镜检查中发现的大肠息肉。

具有某些癌症遗传易感性的人可能会接受手术来切除可能还未显示癌前病变的组织或器官，例如切除乳房（乳房切除术）或卵巢。

41. 如何使用手术对癌症进行诊断或分期？

我在第 5 章内容中讨论过使用肿瘤活检来诊断癌症或对癌症进行分期。在活检过程中，外科医生会沿着活检的轨迹做标记。医生必须识别这条轨迹，因为如果肿瘤是癌症，在拔出针头时，一些癌细胞可能会沿着这条轨迹扩散转移。

42. 如何使用手术切除癌症？

手术的目的是从身体的特定部位切除肿瘤或癌变组织。如果癌症已经扩散，手术在某些情况下仍是有帮助的。

手术可能无法切除整个肿瘤的情况如下：

- 肿瘤太大。
- 肿瘤位置难以抵达，或者手术可能会损伤重要器官。
- 肿瘤太小，外科医生无法看到。
- 患者的一般健康状况不足以承受手术。

43. 什么是冷冻手术？

冷冻手术（又称冷冻疗法）是利用液氮（或氩气）产生的极度低温来破坏异常组织。冷冻手术常用于治疗外部肿瘤，如皮肤肿瘤。医生多使用棉签或喷洒装置将液氮直接涂抹在体外肿瘤的癌细胞上。对于体内肿瘤，医生可使用一种名为冷冻探针的仪器，利用液氮或氩气通过接触肿瘤的冷冻探针循环流动，进而达到治疗目的。

44. 什么是激光手术？

"激光"一词代表受激辐射光放大，将强度极高的光聚焦在狭窄的光束中。由于激光可以非常精确地聚焦于微小区域，因此也可用于精细的外科手术或切割组织（代替手术刀）（图 7.2）。

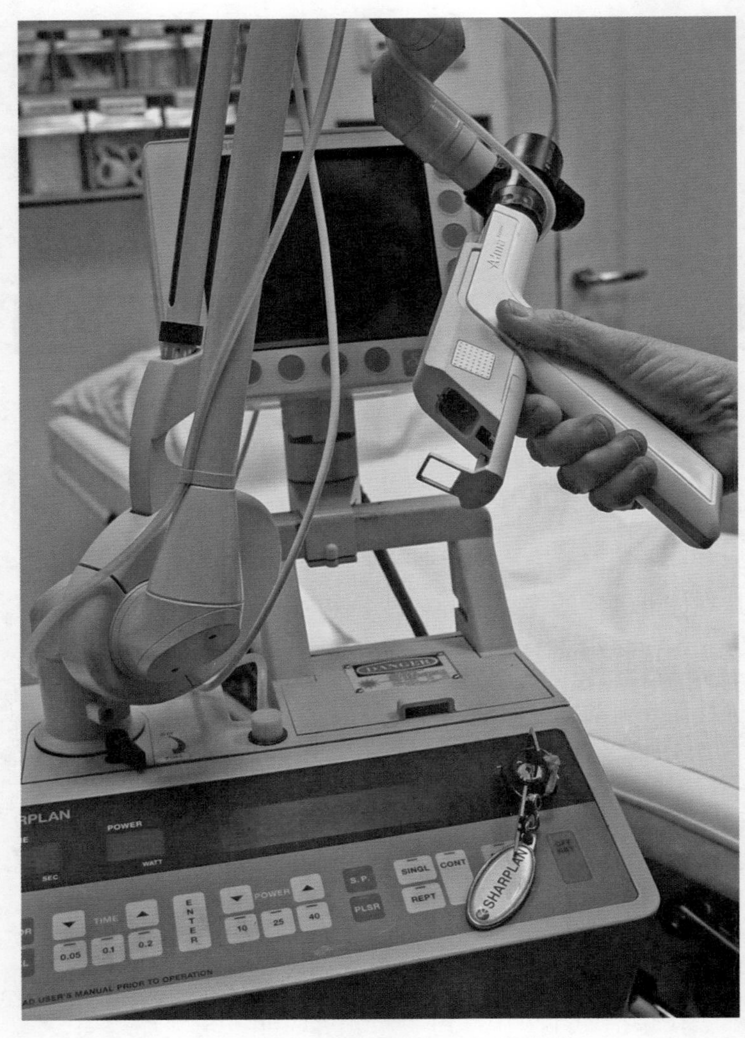

▲ 图 7.2　用于软组织激光手术的 40 瓦 CO_2 激光器

来源：美国国家癌症研究

作者：EtanJ.Tal

激光可用于缩小甚至消除肿瘤或癌前病变。

激光最常用于治疗浅表癌症（身体表面或内脏器官内壁的癌症），如基底细胞皮肤癌和某些癌症（如宫颈癌、阴茎癌、阴道癌、外阴癌和非小细胞肺癌）的早期阶段。

激光还可用于缓解癌症的某些症状，如出血或梗阻。例如，激光可用于缩小或消除阻塞患者气管或食道的肿瘤；切除结肠息肉或堵塞结肠或胃的肿瘤。

激光疗法可以单独使用，但通常与手术、化疗或放疗等其他疗法结合使用。此外，激光还可以封闭神经末梢以减轻术后疼痛，封闭淋巴管以减轻肿胀，并限制肿瘤细胞的扩散。

45. 手术有可能会增加癌症的扩散吗?

以前只是有传闻说手术有可能会造成原发肿瘤扩散，最近的研究证实了癌症在通过手术切除原发肿瘤后有时会发生扩散的现象。手术可通过两种方式导致癌症扩散：

- 手术造成的创伤便于癌症从局部扩散。
- 休眠状态的微转移灶有可能被激活。

外科医生在切除肿瘤时通常会非常小心，甚至会切除肿瘤周围的一些健康组织。然而，手术会造成创伤，而且处理肿瘤会破坏其血管，有可能使癌细胞脱落到血液和淋巴系统中。此外，一些研究表明，手术后负责攻击和消灭癌细胞的免疫系统的活性成分会降低。

如果癌症已经扩散，远处的微转移灶可能处于休眠状态，细胞生长和凋亡处于平衡状态。这是因为原发肿瘤会向血液中分泌促血管生成因子和血管生成抑制剂，促进血管生成因子不如血管生成抑制剂稳定，因此血管生成抑制剂对微转移灶的影响更大，可阻止新血管的生长。然而，原发肿瘤切除后，血管生成抑制剂水平下降，而促血管生成因子对微转移灶产生了更显著的影响，导致转移灶被激活后重新生长。

化疗 第8章

46. 什么是化疗?

化疗是一种癌症治疗方法，它使用一种或多种抗癌药物（化疗药物）作为规定的癌症治疗疗程的一部分。化疗可能以治愈为目的（这几乎总是涉及多种药物组合），也可能以延长生命或减轻症状为目的（姑息化疗）。

47. 化疗如何发挥作用?

化疗药物通过抑制有丝分裂（细胞分裂）作用于快速分裂的癌细胞。然而，癌细胞对这些药物的敏感性差异很大。在很大程度上，化疗也可以干扰癌细胞的生长和分裂，诱导细胞凋亡，进而导致细胞死亡。

化疗药物在杀伤肿瘤细胞的同时，也会杀伤正常细胞，尤其是那些生长发育旺盛的正常细胞（如血细胞、淋巴组织细胞等），因为这些细胞分裂迅速，因此对化疗药物比较敏感（见问题49）。

化疗是全身治疗的一种，因为药物进入血液后，可以作用于体内任何位置的癌症。全身治疗通常与其他类型的局部治疗（即疗效仅限于所应用的解剖部位的治疗）结合使用，如放疗、手术或热疗。

化疗是使用非特异性抗癌药物，这种用法有别于阻断细胞外信号（信号转导）的选择性药物。阻断细胞外信号的选择性药物作用于特定的细胞外受体（见问题 7），这种治疗方式将在激素疗法和靶向治疗部分讨论。

48. 谁会接受化疗？

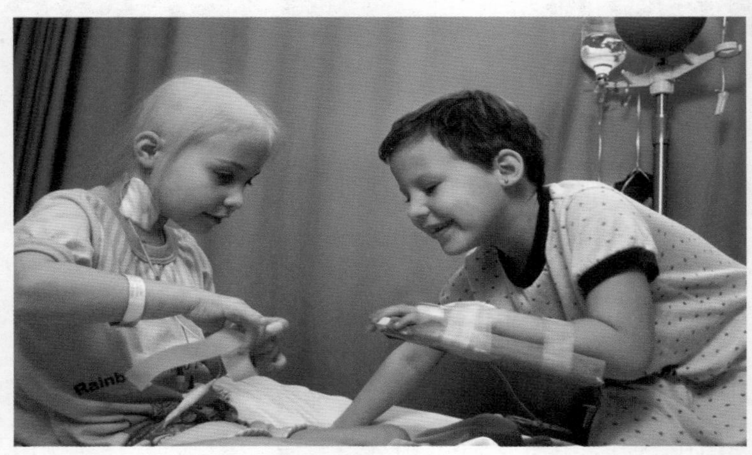

▲ 图 8.1 患儿正在接受化疗

两名患有急性淋巴细胞白血病的女孩正在接受化疗。左边女孩的颈部插入了中心静脉导管，右边女孩则插入了外周静脉导管。可以看到右边女孩在扎针输注右上方的抗癌液体时，固定了可以稳定手臂的臂板。

美国国家癌症研究所

https://en.wikipedia.org/wiki/Chemotherapy#/media/File:Pediatric_patients_receiving_chemotherapy.jpg

化疗可用于治疗多种癌症。对于某些患者来说，化疗可能是其可接受的唯一治疗。但大多数情况下，癌症患者需要接受多种治疗方案。患者治疗方案的制订取决于所患癌症的类型、是否扩散、扩散部位以及其他健康问题。

49. 化疗有哪些副作用?

化疗是使用对快速分裂细胞起作用的全身性药物，因此也会产生许多副作用。虽然化疗药物针对的是癌细胞，但身体的其他快速分裂细胞，如血细胞和口腔黏膜细胞、胃及肠道内壁上皮细胞也会受到影响。最常见的化疗相关毒性可在用药后数小时或数天内急性发生，也可在数周至数年内缓慢发生。

以下是与化疗有关的主要副作用：

- 免疫抑制和骨髓抑制（骨髓中的造血成分）。几乎所有化疗方案都会造成免疫系统抑制，通常是因为抑制了骨髓的造血功能，导致白细胞、红细胞和血小板减少。
- 恶心、呕吐、厌食、腹泻、腹部绞痛和便秘等胃肠道不适是化疗药物的常见副作用。
- 贫血可能是由多种身体功能障碍引起的。

- 疲劳。
- 杀死快速分裂细胞的化疗药物可导致脱发。
- 化疗或放疗成功后可能会出现继发性肿瘤（组织异常增生）。

有关化疗的广泛讨论，包括化疗药物的作用、标准用药方案列表以及化疗的不良反应，请访问：https://en.wikipedia.org/wiki/Chemotherapy

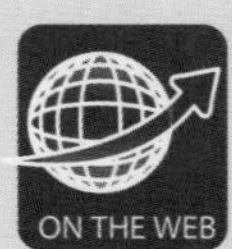

50. 为什么癌细胞会对化疗药物产生耐药性？

耐药性是化疗药物治疗失败的一个重要原因。以下是几个可能的原因：

- 癌细胞产生大量分子泵，即糖蛋白，以保护自身免受化疗药物的侵害。这些泵会主动将化疗药物从细胞内转移到细胞外。
- 基因扩增，即癌细胞产生多个基因拷贝的过程。这一过程削弱了减少参与复制的基因表达的药物的作用。
- 癌细胞还可能导致细胞凋亡（细胞程序性死亡）的途径的缺陷。由于大多数化疗药物都是通过这种方式杀死癌细胞，因此细胞凋亡缺陷会使这些细胞存活下来，从而产生耐药性。

- 癌细胞中 DNA 修复基因的增殖可以克服化疗药物造成的 DNA 损伤。
- 肿瘤的血管系统发育不良且功能低下。因此，化疗药物可能难以到达肿瘤。

51. 更适度地使用化疗能否克服耐药性问题？

为了消灭所有癌细胞，肿瘤学家通常会给患者服用化疗药物的“最大耐受剂量”。然而，正如一些研究人员所指出的，特定的肿瘤可能含有对药物敏感或耐药的混合细胞。当服用大剂量药物时，只有耐药的癌细胞仍在增殖。

更有效的策略可能是使用“最大有效剂量”的药物，允许一些对药物敏感的癌细胞存活下来。这样，这些对药物敏感的细胞就能与耐药细胞竞争，从而控制耐药细胞的数量。药物敏感细胞的继续存在可以使后续化疗更加有效。

52. 什么是放疗?

放疗是一种使用高剂量的放射线杀死癌细胞并缩小肿瘤的癌症治疗方法。大约一半的癌症患者会接受某种类型的放疗。放疗通常用作局部治疗——治疗肿瘤所在的局部区域。

53. 用于癌症治疗的辐射源有哪些?

癌症治疗中使用的三种辐射源:

- X射线(光子)。大多数放射治疗机使用X射线束,治疗用的射线束剂量高于用于诊断的剂量。X射线束可以到达身体深处的肿瘤。这些光子束在体内穿透时会沿途散射少量辐射,而且到达肿瘤后并不会停止,而是会穿过肿瘤进入正常组织。
- 质子是带正电荷的粒子。质子束也能到达身体深处的肿瘤。不过,质子束在穿透人体的过程中不会散射辐射,一旦接近肿瘤就会停止。医生认为,质子束可能会减少正常组织受到的辐射量。目前正在进行临床试验,即对使用质子束和使用光子束的放疗进行比较。一些癌症中心正在使用质子束进行放疗，但机器的高成本和体积限制了质子束的使用。

- 电子是带负电荷的粒子。电子束不能穿透人体组织到达很远的位置。因此，电子束的使用仅限于皮肤上或身体表面附近的肿瘤。

什么是 X 射线？

X 射线可以说是一种被描述为光子的无质量粒子的辐射。X 射线的每个光子都含有一定的能量，与其他类型的高能粒子的光子不同。

54. 放疗的主要类型有哪些？

放疗主要有两种，即外照射和内照射。

患者可能接受的放疗类型取决于许多因素：

- 癌症的类型。
- 肿瘤的大小。
- 肿瘤在体内的位置。
- 肿瘤与对辐射敏感的正常组织的距离。

- 总体健康状况及病史。
- 是否接受过其他类型的癌症治疗。
- 其他因素，如年龄和其他病症。

55. 体外放疗有哪些类型?

体外放疗有多种类型，其共同目标都是向肿瘤提供最高规定剂量的放射线，同时保护肿瘤周围的正常组织。每种类型都需要依靠计算机分析肿瘤图像，以计算出最精确的剂量和治疗路径。

体外放疗的类型包括：

a. 三维适形放疗

定义

三维适形放疗是一种常见的外照射疗法。它使用 CT、MRI 和 PET 扫描图像来规划治疗区域，这是一个模拟过程。计算机程序会对图像进行分析，并设计出符合肿瘤形状的放射线束。

工作原理

三维适形放疗通过从多个方向发射射线束来适应肿瘤的形状。用三维影像方法界定照射区域的靶区体积，可以对肿瘤使用更大剂量的放射线，同时不损伤正常组织。

b. 调强放疗（IMRT）

定义

IMRT 是三维适形放疗的一种。

工作原理

与三维适形放疗一样，放射束从多个方向瞄准肿瘤。

与三维适形放疗相比，IMRT 使用更小的光束。技术人员可以改变某些区域的射束强度，使肿瘤的某些部位受到更大剂量的照射。

c. 影像引导放疗（IGRT）

定义

IGRT 是 IMRT 的一种。不过，它在放疗前和放疗过程中均使用成像扫描来制订治疗计划。

工作原理

在治疗过程中，患者会反复接受 CT、MRI 或 PET 等扫描。这些扫描由计算机处理，以检测肿瘤大小和位置的变化。在治疗过程中，如果需要，可以通过重复成像调整患者位置或放射剂量。这些调整可以提高治疗的准确性，并有助于保护正常组织。

d. 螺旋断层放疗

定义

螺旋断层放疗是 IMRT 的一种，使用的机器是 CT 扫描仪和体外放射治疗机的组合。

工作原理

螺旋断层放疗设备会在治疗前拍摄肿瘤图像，以便精确定位肿瘤并保护正常组织。在治疗过程中，它会围绕着患者旋转，以螺旋模式逐层进行放疗。与三维适形放疗相比，螺旋断层放疗在保留正常组织方面可能更胜一筹，但还没有经过临床试验确定。

e. 立体定向放射手术

立体定向放射手术是通过利用聚焦的高能量光束来治疗大脑和中枢神经系统中的小肿瘤。这些肿瘤边缘清晰，便于引导放射手术。如果由于年龄或其他健康问题导致普通外科手术风险过高，或者外科医生无法安全触及肿瘤，则可以选择这种放射手术。伽玛刀是立体定向放射手术的一种。

f. 体部立体定向放疗（SBRT）

体部立体定向放疗与立体定向放射手术类似，但它用于治疗脑部和脊髓以外的孤立小肿瘤，如位于肝脏或肺部的小肿瘤。当患者因年龄、健康问题或肿瘤位置问题而无法进行手术时，可以选择这种疗法。

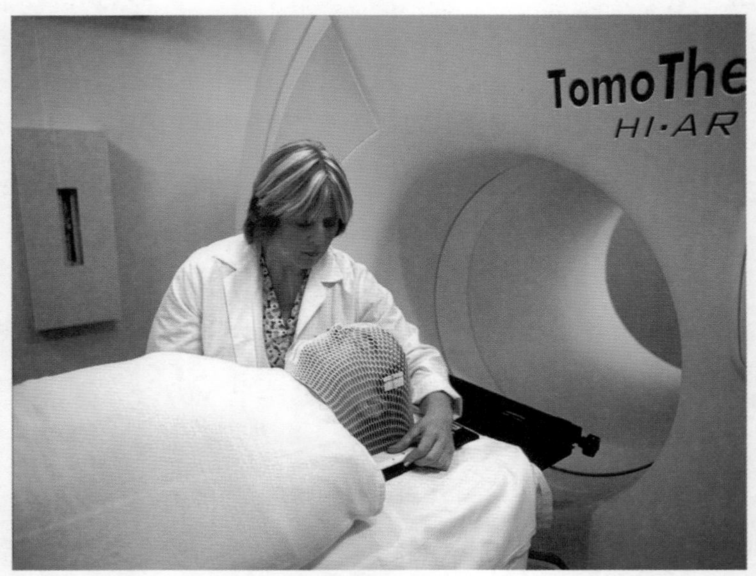

▲ 图 9.1　准备接受放疗的患者

放疗师使用螺旋断层放疗设备为患者（仰卧）做放疗前的准备。螺旋断层放疗通常用于治疗局限性转移性癌症患者，它能提供高剂量的放射线，同时减少对周围健康组织的照射。

来源：美国国家癌症研究所

作者：Rhonda Baer

56. 什么是体内放疗（近距离放疗）？

近距离放疗是一种将含有放射源的种子、带子或胶囊放入肿瘤内部或附近的体内放疗。近距离放疗是一种局部治疗，只治疗身体的特定部位。它通常用于治疗头颈部癌、乳腺癌、宫颈癌、前列腺癌和眼癌。

近距离放疗有三种类型：

- 低剂量率（LDR）植入：在这种近距离治疗中，放射源会在治疗部位停留 1 ～ 7 天。
- 高剂量率（HDR）植入：在这种近距离放射治疗中，放射源每次只停留 10 ～ 20 分钟，然后就被取出。治疗频次可以是每天两次，持续 2 ～ 5 天；或者每周一次，持续 2 ～ 5 周。
- 永久植入：放射源植入后，导管被拔出。植入物将终生留在体内，但辐射每天都在减弱。随着时间的推移，几乎所有的辐射都会消失。

57. 什么是激素？

激素是由内分泌系统腺体中的特化细胞产生的化学物质。激素在体内起着化学信使的作用，它们会影响体内不同位置的细胞和组织，通常通过血液到达目标部位。每种激素只影响特定的组织和器官。从整体上看，激素会影响许多身体过程。

激素在与靶细胞内部或表面的受体选择性结合后，根据细胞信号转导过程发挥作用，如前面问题 6 所述。激素疗法用于治疗与激素水平有关的组织的几种癌症类型，在治疗乳腺癌和前列腺癌方面的应用最为广泛，在治疗子宫癌和肾上腺皮质癌方面也有一定的应用。

58. 激素疗法如何阻断激素的作用？

阻断激素作用的主要手段有三种（OncoLink 2019）：

- 阻止激素与其受体结合。使用一种选择性与激素受体结合的治疗化合物，从而阻止激素与受体结合。
- 阻止人体产生激素。可通过药物阻断激素的分泌，或通过手术切除分泌激素的器官。

- 通过改变受体的形状使其失活。这样激素就无法再与受体结合。

当激素治疗涉及使用作用于与癌症相关的特定分子的药物时，它被称为靶向治疗（见第三部分）。

59. 如何使用激素治疗乳腺癌?

乳腺肿瘤只有在含有激素受体的情况下才会对激素治疗敏感。医生会对活检或手术获得的肿瘤组织样本进行受体检测。

有几种策略可用于治疗对激素敏感的乳腺癌：

- 阻断卵巢功能：由于卵巢是绝经前妇女体内雌激素的主要来源，因此可以通过消除或抑制卵巢功能来降低这些妇女体内的雌激素水平。阻断卵巢功能也被称为卵巢去势疗法。卵巢去势疗法可以通过手术切除卵巢（称为卵巢切除术）或放疗来实现，这种卵巢消融通常是永久性的。促性腺激素释放激素

（GnRH）激动剂可暂时抑制卵巢功能。

- 阻止雌激素分泌：绝经后女性雌激素合成主要是由肾上腺组织内的雄激素经芳香化酶作用转化而来。芳香酶抑制剂通过阻止芳香酶的活性，进而达到阻断雌激素合成的目的。
- 阻断雌激素的作用：选择性雌激素受体调节剂（SERMs）和氟维司群（fulvestrant）等药物竞争性与雌激素受体结合，从而阻断雌激素。

有关使用激素疗法治疗乳腺癌的详细信息，请访问：

https://www.cancer.gov/types/breast/breast-hormone-therapy-fact-sheet

60. 如何使用激素治疗前列腺癌？

雄激素（男性性激素）是控制发育和维持男性特征的激素。睾酮和双氢睾酮（DHT）是男性体内最丰富的雄激素。绝大多数睾酮由睾丸产生，少量由肾上腺产生。除此之外，前列腺癌细胞也有能力产生睾酮。

雄激素是前列腺正常生长和功能所必需的，前列腺是男性生殖系统中帮助制造精液的腺体。雄激素也是前列腺癌生长所必需的。雄激素通过结合并激活雄激素受体（一种在前列腺细胞中表达的蛋白质）来促进正常和癌变前列腺细胞的生长。雄激素受体一旦被激活，就会刺激特定基因的表达，导致前列腺细胞生长。

前列腺癌在发展早期需要相对高水平的雄激素才能生长。这类前列腺癌被称为雄激素依赖性或雄激素敏感性前列腺癌，通过降低雄激素水平或阻断雄激素活性的治疗方法可以抑制这类前列腺癌的生长。

大多数前列腺癌最终会出现 “去势抵抗”，这意味着即使体内雄激素水平极低或检测不到，它们也能继续生长。

治疗前列腺癌的激素疗法，又称雄激素抑制疗法或雄激素剥夺疗法——可以阻止雄激素的产生和使用。目前可用的治疗方法有：

- 减少睾丸产生的雄激素。
- 阻断体内雄激素的作用。
- 阻断全身雄激素的产生。

有关使用激素疗法治疗前列腺癌的详细信息，请访问：

https://www.cancer.gov/types/prostate/prostate-hormone-therapy-fact-sheet

其他疗法 第11章

61. 什么是热疗?

热疗作为一种癌症治疗方法，是基于这一观察结果：高温（高达45℃）可以杀死癌细胞，而对正常细胞的损害很小。热疗可以使用不同形式的能量，包括无线电波、微波和超声波。热疗可用于局部、区域或全身治疗（图11.1）。

热疗多与放疗和化疗等其他癌症疗法同时使用。热疗可能会使某些癌细胞对放射线更敏感，使单纯用放疗无法杀伤的癌细胞受到抑制。热疗和放疗结合使用，通常在一小时内同时进行。热疗还能增强某些抗癌药物的作用。

许多临床试验研究了热疗与放疗和化疗的结合。这些研究侧重于治疗多种类型的癌症，包括肉瘤、黑色素瘤、头颈部癌症、脑癌、肺癌、食管癌、乳腺癌、膀胱癌、直肠癌、肝癌、阑尾癌、宫颈癌和腹膜内膜癌（间皮瘤）。其中许多研究（但并非所有研究）显示，当热疗与其他治疗方法联合使用时，肿瘤体积会明显缩小。然而，并非所有研究都显示接受联合治疗的患者生存率有所提高。

越来越多的临床试验表明，应用温和的热疗可以提高免疫疗法的效果（见第四部分）。热疗可提高树突状细胞和NK细胞的功能，改善淋巴细胞与内皮的黏附（见问题11）。

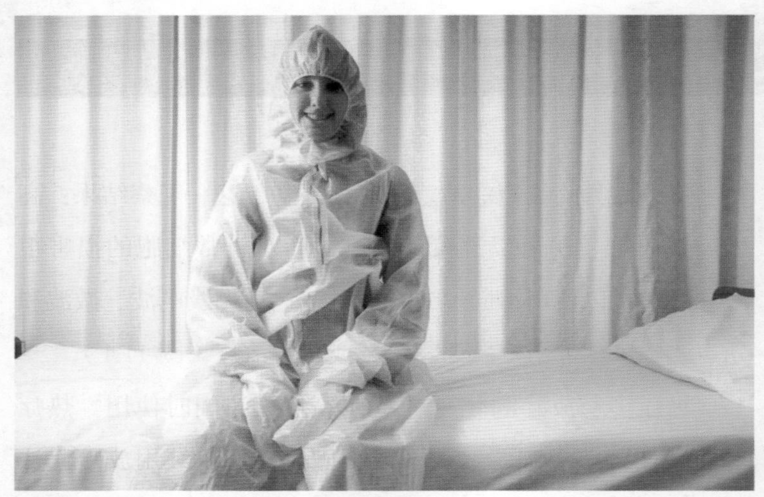

▲ 图 11.1 全身热疗治疗晚期癌症

作者：Mike Mitchell

来源：美国国家癌症研究所

https://visualsonline.cancer.gov/details.cfm?imageid=1954

62. 热休克蛋白与热疗有什么关系？

热休克蛋白是能保护蛋白质免受外界不良刺激的重要物质，并帮助新的和扭曲的蛋白质折叠成正确的形状。癌症的发生是一种应激状态，是因为细胞数量迅速增加，而这些细胞往往是扭曲变形的。在一些癌症病例中能观察到热休克蛋白的表达升高。高热也会刺激热休克蛋白的增加，这被称为热休克反应机制（HSR）。

热疗通常与细胞毒性药物联合使用。研究人员认为，热疗时癌细胞内发生的热休克反应更大，超过了其承受能力，因此增强的应激对癌细胞的毒性比对正常细胞的毒性更大。然而，随着治疗的继续，会产生更多的热休克蛋白，从而导致肿瘤耐热性增加并丧失治疗效果。

63. 什么是光动力疗法？

光动力疗法（PDT）是一种利用被称为光敏剂的药物和高强度光能（如激光）来杀死癌细胞的疗法（图 11.2）。当光敏剂暴露在特定波长的光线下时，会与氧气发生反应，形成活性氧，从而杀死附近的细胞。光敏剂要选择对癌细胞有高度选择性的。每种光敏剂都能被特定波长的光激活，而这种波长决定了光进入体内的距离。因此，医生使用特定的光敏剂和波长的光来治疗不同身体部位的癌症。光动力疗法还可以通过破坏为癌细胞提供营养的血管来发挥作用。目前正在积极研究 PDT 在刺激免疫系统攻击癌细胞方面的作用。事实上，PDT 能够刺激获得性免疫系统攻击身体远处的癌细胞，从而扩大了其用途。

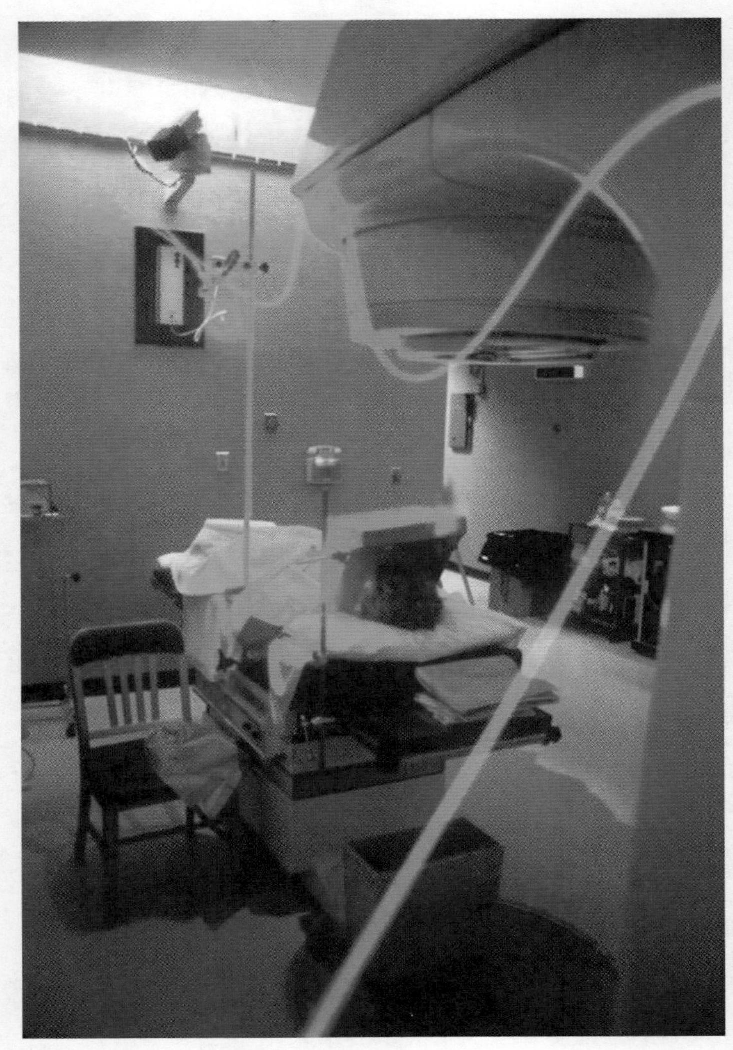

▲ 图 11.2 光动力疗法

来源：美国国家癌症研究所

作者：John Crawford

https://visualsonline.cancer.gov/details.cfm?imageid=2339

与化疗或放疗相比，PDT 不会影响其他治疗方案的排程，而且长期复发率较低，似乎是一种很有前途的控制癌症的替代疗法。但 PDT 的一个显著缺点是，它只能治疗光所能到达的区域。然而，最近研究开发的光敏剂可以使光源的穿透力更强。此外，激光现在还能被改装成薄型光学滤光片，以到达更深的组织。

光敏剂还可用作诊断工具。当癌前病变或早期恶性肿瘤吸收了适当的光敏剂后，就会发出荧光，从而产生成像特性，医生可以利用这种特性进行诊断和治疗。

美国食品和药物管理局（FDA）已批准将名为卟吩姆钠或 Photofrin® 的光敏剂用于光动力疗法，以治疗食管癌和非小细胞肺癌或缓解其症状。卟吩姆钠可用于治疗某些非小细胞肺癌。FDA 还批准卟吩姆钠用于治疗巴雷特食管患者的癌前病变，这是一种可能导致食管癌的病症。氨基乙酰丙酸或其甲酯已被用于治疗某些皮肤癌。目前还在对其他光敏剂进行临床试验研究。

热疗和光动力疗法对人体的影响见图 11.3。免疫系统与癌症的关系将在第四部分详细讨论。

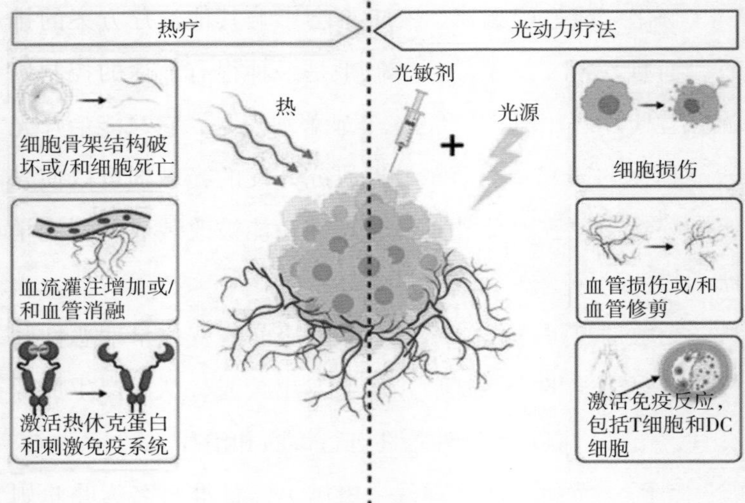

▲ 图 11.3　热疗和光动力疗法对人体的影响

作 者：Aleksandra Bienia , OlgaWieche´c-Cudak, Aleksandra Anna Murzyn and Martyna Krzykawska-Serda

https://doi.org/10.3390/pharmaceutics13081147

第7章

1. Canadian Cancer Society. "Surgery in Cancer Treatment." *http://www.cancer.ca/en/cancer-information/diagnosis-andtreatment/surgery/?region=on.*
2. National Cancer Institute. "Surgery to Treat Cancer." April 29, 2015, *https://www.cancer.gov/about-cancer/treatment/types/surgery.*
3. Tohme, Samer, Richard Simmons, and Allan Tsung. "Surgery for Cancer: A Trigger for Metastasis." Cancer Research 77, no. 7 (2017): 1548–1552.*http://cancerres.aacrjournals.org/content/canres/77/7/1548.full.pdf. https://doi.org/10.1158/0008-5472.CAN-16-1536*

第8章

4. CancerQuest. "Chemotherapy." Emory University. 2018, *https://www.cancerquest.org/patients/treatments/chemotherapy. This article describes the various chemotherapy drugs.*
5. Cancer Research UK. "What Is Chemotherapy?" November 17, 2017, *https://www.cancerresearchuk.org/about-cancer/cancer-ingeneral/treatment/chemotherapy.*
6. DeGregori, James, and Robert Gatenby. "Darwin's Cancer Fix." Scientific American (August 2019): 52–57. *https://www.scientificamerican.com/article/darwins-ideas-on-evolutiondrive-a-radical-new-approach-to-cancer-drug-use/.*

第 9 章

7. CancerQuest. "Radiation Therapy." Emory University. 2018, *https://www.cancerquest.org/patients/treatments/radiation-therapy.*

第 10 章

8. OncoLink. "Hormone Therapy: The Basics." Penn Medicine. February 27, 2018, *https://www.oncolink.org/cancer-treatment/hormonetherapy/hormone-therapy-the-basics.*

第 11 章

9. Agostinis, Patrizia, et al. "Photodynamic therapy of cancer: An update." CA: A Cancer Journal for Clinicians. 6, no. 4:205-282 (July-Aug. 2011) *https://doi.org/10.3322/caac.20114*
10. Datta, N. et al. "Local hyperthermia combined with radiotherapy and-/or chemotherapy: recent advances and promises for the future." Cancer Treat Rev. 41, no. 9:742-53. (Nov. 2015) *http://doi.org/10.1016/j.ctrv.2015.05.009*
11. Eldridge, Lynne. "What is Hyperthermia for Cancer Treatment?" Verywell Health. Updated May 12, 2021. *https://www.verywellhealth.com/hyperthermia-and-cancer 87*
12. Repasky, Elizabeth, Sharon Evans, and Mark Dewhirst. "Temperature Matters! And Why it Should Matter to Tumor Immunologists." Cancer Immunol Res. 1, no. 4: 210-216. Oct. 1, 2013.*http://doi.org/10.1158/2326-6066*

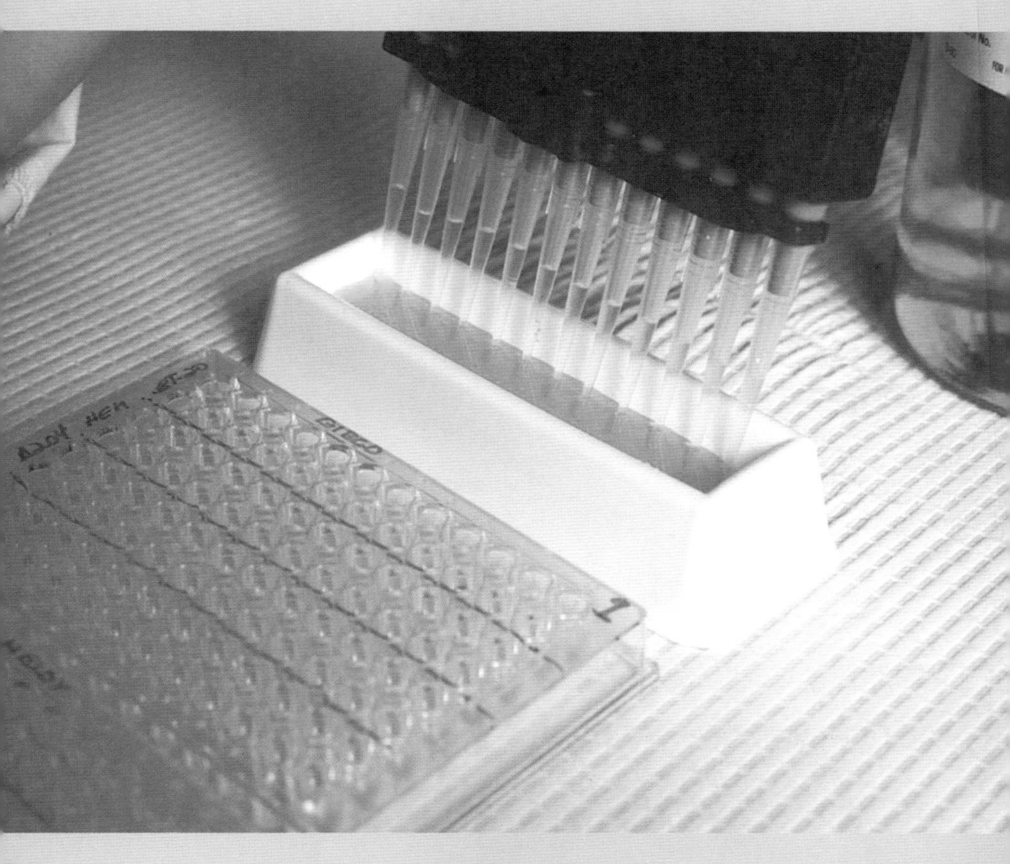

第三部分

癌症靶向治疗

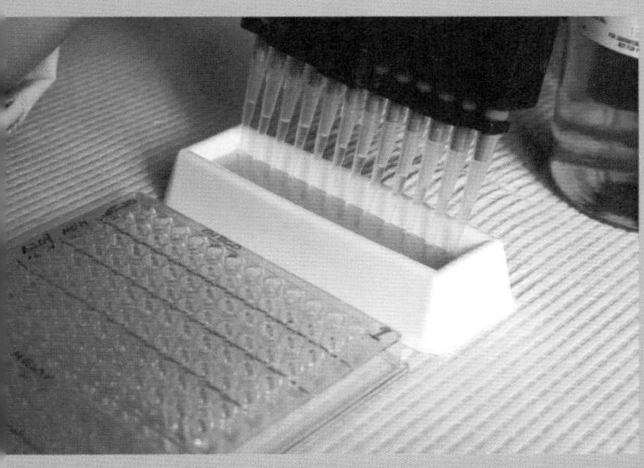

单克隆抗体

美国国家癌症研究所
Linda Bartlett

开发靶向疗法 第12章

64. 什么是癌症靶向疗法?

癌症靶向疗法是指阻断参与癌症生长、进展和扩散的特定分子（“分子靶点”）的药物或其他物质。癌症靶向疗法有时也被称为“分子靶向药物”“分子靶向疗法”“精准药物”或类似名称（图 12.1）。

靶向疗法具有显著的特异性。靶向疗法与标准化疗的区别如下所述：

- 靶向疗法作用于与癌症相关的特定分子靶点，而大多数标准化疗作用于快速分裂的正常细胞和癌

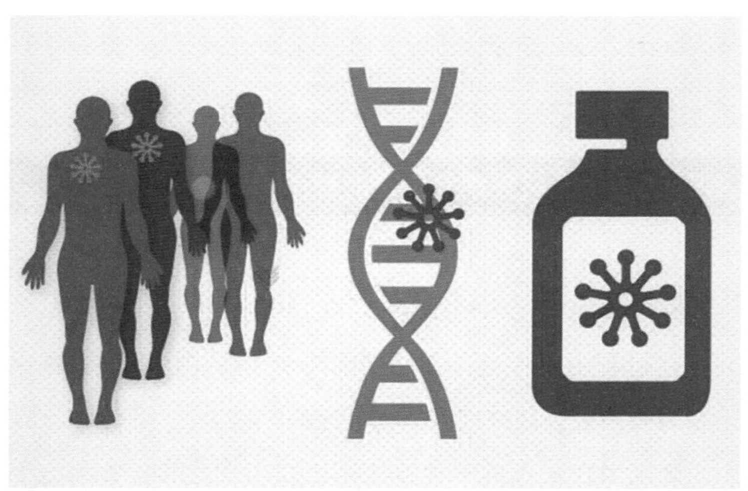

▲ 图 12.1 靶向疗法

细胞。

- 靶向疗法是特意选择或设计来与其靶点相互作用的。而许多标准化疗是因为它们能杀死癌细胞而被确定的。
- 靶向疗法通常具有细胞抑制作用（即阻断肿瘤细胞的增殖），而标准化疗则具有细胞毒性（即杀死肿瘤细胞）

靶向疗法是目前抗癌药物研发的重点。它们是精准医疗的基石，精准医疗是一种利用个人基因和蛋白质信息来预防、诊断和治疗疾病的治疗方式。

FDA 已批准许多癌症靶向治疗用于治疗特定类型的癌症。其他疗法正在进行临床试验（对人的研究），还有更多疗法正在进行临床前试验（对动物的研究）。

65. 如何确定癌症靶向疗法的靶点?

开发靶向疗法需要确定良好的靶点，即在癌细胞生长和存活过程中发挥关键作用的那个关卡（正因如此，靶向治疗有时被称为“合理”药物设计的产物）。

确定潜在靶点的一种方法是比较癌细胞和正常细胞中单个蛋白质的含量。存在于癌细胞中而不存在于正常细胞中的蛋白质，或者在癌细胞中含量更高的蛋白质，都可能成为潜在靶点，特别是如果已知它们参与癌细胞生长或存活时。人类表皮生长因子受体 2 蛋白（HER-2）就是这种差异表达靶标的一个例子。HER-2 在一些癌细胞表面高水平表达。有几种靶向疗法是针对 HER-2 的，包括曲妥珠单抗（赫赛汀®），它被批准用于治疗 HER-2 过度表达的某些乳腺癌和胃癌。

确定潜在靶点的另一种方法是看癌细胞是否产生了驱动癌症发展的突变蛋白质。例如，在许多黑色素瘤中，细胞生长信号蛋白 BRAF 存在变异形式（称为 BRAF 600E）。威罗菲尼（Zelboraf®）针对的就是这种突变形式的 BRAF 蛋白质，它已被批准用于治疗含有这种突变 BRAF 蛋白质而无法手术或转移的黑色素瘤患者。

研究人员还会寻找癌细胞中存在而正常细胞中不存在的染色体异常。有时，这些染色体异常会导致产生融合基因（融合了两个不同基因部分的基因），其产物称为融合蛋白，可能会推动癌症的发展。这种融合蛋白就是癌症靶向治疗的潜在目标。例如，甲磺酸伊马替尼（格列卫®）的靶点是 BCR-ABL 融合蛋白，它由两个基因片段组成，在一些白血病细胞中结合在一起，促进白血病细胞的生长。

66. 如何开发靶向疗法?

一旦确定了候选靶点，下一步就是开发一种疗法，以影响靶点的方式干扰其促进癌细胞生长或存活的能力。例如，除其他可能的机制外，靶向疗法可以降低靶点的活性，或阻止其与通常由其激活的受体结合。

靶向治疗主要有两种类型：

- 小分子化合物通常用于细胞内的靶点，因为这类制剂可以相对高效地进入细胞。
- 单克隆抗体相对较大，一般无法进入细胞，因此只用于细胞外或细胞表面的靶点。

候选小分子通常是通过所谓的“高通量筛”来确定的，在这种筛选中，成千上万种测试化合物对特定靶蛋白的影响效果被检验出来。随后对影响靶标的化合物(有时称为“先导化合物”)进行化学修饰，以产生大量与先导化合物密切相关的版本。然后对这些相关化合物进行测试，以确定哪些化合物最有效，且对非靶分子的影响最小。

单克隆抗体是通过给动物注射纯化的靶蛋白，使动物针对靶蛋白产生多种不同类型的抗体来开发的。然后对这些抗体进行测试，找出最能与靶蛋白结合而不与非靶蛋白结合的抗体。

在将单克隆抗体用于人体之前，需要对其进行 “人源化”处理，即尽可能多地将小鼠抗体分子替换为人类抗体的相应部分。人源化是防止人体免疫系统将单克隆抗体识别为“外来物”并在其与靶蛋白结合之前将其破坏所必需的。人源化对于小分子化合物来说不是问题，因为人体通常不会将其识别为外来物。

67. 目前有哪些类型的靶向疗法？

许多不同的靶向疗法已被批准用于癌症治疗。这些疗法包括激素疗法、信号转导抑制剂、基因表达调节剂、细胞凋亡诱导剂、血管生成抑制剂、免疫疗法和毒素传递分子。

- 激素疗法可减缓或阻止对激素敏感的肿瘤的生长，这些肿瘤需要某些激素才能生长。激素疗法通过阻止人体产生激素或干扰激素的功能来发挥作用。激素疗法已被批准用于治疗乳腺癌和前列腺癌。
- 信号转导抑制剂可阻断参与信号转导的分子的活动，信号转导是细胞对来自内部环境的信号做出反应的过程（见问题 6）。在这一过程中，一旦细胞接收到特定信号，信号就会通过一系列生化反应在细胞内传递，最终产生适当的反应。在某些癌症中，恶性细胞在没有外部生长因子的刺激下不断分裂。信号转导抑制剂可干扰这种不适当的信号转导。酪氨酸激酶抑制剂就是信号转导抑制剂的典型代表。

- 基因表达调节剂可改变在控制基因表达方面发挥作用的蛋白质的功能。问题 3 描述了 DNA 中的基因如何先转录成信使 RNA，然后翻译成蛋白质，发挥基因的作用。转录调节剂是控制转录因子活性的蛋白质。基因表达调节剂可阻断转录调节剂的作用，从而阻止异常基因表达。药物通过阻断含有问题基因的 DNA 位置来阻止基因表达。
- 细胞凋亡诱导剂可使癌细胞经历一种称为细胞凋亡的受控细胞死亡过程。细胞凋亡是人体用来消除不需要的细胞或异常细胞的一种方法，但癌细胞有避免细胞凋亡的策略。凋亡诱导剂可以诱导癌细胞进入凋亡程序，导致癌细胞死亡。抑癌基因可诱导异常细胞凋亡，防止它们在细胞周期中继续增殖（见问题 8）。
- 血管生成抑制剂可阻止肿瘤新生血管的生长（这一过程称为血管生成）。肿瘤生长超过特定大小需要血液供应，因为血液提供了肿瘤持续生长所需的氧气和营养物质。干扰血管生成的治疗可阻止肿瘤生长。一些抑制血管生成的靶向疗法会干扰血管内皮生长因子（VEGF）的作用，这是一种刺激新血管形成的物质。其他血管生成抑制剂则针对刺激新血管生长的其他分子。

- 免疫疗法将在第四部分深入讨论。免疫疗法可激发免疫系统消灭癌细胞。有些免疫疗法是单克隆抗体，能识别癌细胞表面的特定分子。单克隆抗体与靶分子结合后，表达该靶分子的细胞会被免疫系统摧毁。其他单克隆抗体与特定的免疫细胞结合，帮助这些细胞更好地杀死癌细胞。
- 传递有毒分子的单克隆抗体可导致特定的癌细胞死亡。一旦抗体与其靶细胞结合，与抗体相连的有毒分子（如放射性物质或有毒化学物质）就会被细胞吸收，最终杀死该细胞。毒素不会影响缺乏抗体靶点的细胞，即人体内的绝大多数正常细胞。

癌症疫苗和基因疗法有时被认为是靶向疗法，因为它们会干扰特定癌细胞的生长。癌症疫苗将在第 16 章中讨论。

基因疗法将遗传物质导入细胞，以弥补异常基因缺陷或制造有益蛋白质。如果基因突变导致一种必需蛋白质出现问题或缺失，基因疗法可引入一个正常的基因拷贝来恢复蛋白质的功能。基因疗法已应用于癌症治疗，也可用于治疗其他遗传疾病。

68. 能否针对抑癌基因失活的肿瘤进行治疗？

癌症中有两类基因经常发生突变：致癌基因和抑癌基因。虽然导致癌症的基因改变更多的是影响抑癌基因而不是致癌基因，但开发针对致癌基因的药物却更容易。问题 10 讨论了抑癌基因对消除异常细胞的重要性。有些癌细胞已发展出使抑癌基因失活的能力，这样它们就能够生长和扩散。

针对抑癌基因有两种主要策略：

- 通过基因治疗重新引入抑癌基因的功能拷贝。
- 开发能重新激活抑癌基因功能的小分子抑制剂。

69a. 如何确定患者是否适合接受靶向治疗？

对于某些类型的癌症，大多数癌症患者都有适合特定靶向疗法的靶点，因此可以接受该疗法的治疗。例如，慢性粒细胞白血病患者有一种异常基因 BCR-ABL，这些患者可以接受酪氨酸激酶抑制剂的治疗。然而，对于其他癌症类型，必须对患者的肿瘤组织进行检测，以确定是否存在合适的靶点。靶向治疗可能仅限于肿瘤中存在特定基因突变的患者。

通常，只有当患者符合特定标准时（例如，他们所患的癌症对其他治疗没有反应、已经扩散或无法手术），他们才会成为靶向疗法的候选者。这些标准由 FDA 在批准特定靶向疗法时设定。

69b. 针对特定类型癌症批准了哪些靶向疗法？

美国食品和药物管理局已经批准了许多治疗各种类型癌症患者的靶向疗法（有些靶向疗法已被批准用于治疗一种以上的癌症）。

请参阅以下文章中的列表：

“癌症靶向疗法”

国家癌症研究所

https://www.cancer.gov/about-cancer/treatment/types/targetedtherapies/targeted-therapies-fact-sheet

已更新：2021 年 9 月 15 日

靶向治疗的局限性 第13章

70. 癌症靶向治疗有哪些局限性？

靶向治疗确实存在一些局限性。其一是癌细胞可能对其产生抗药性。抗药性可通过两种方式产生：①靶点本身发生突变，使靶向疗法不再与之产生良好的相互作用；②肿瘤找到了一种不依赖于靶点的新途径来实现生长。

因此，联合使用靶向疗法可能效果更佳。例如，最近的一项研究发现，与只使用一种靶向疗法相比，使用两种针对细胞信号通路不同部分的靶向疗法能在更大程度上减缓耐药性的产生和疾病的进展。

另一种方法是将靶向治疗药物与一种或多种传统化疗药物联合使用。例如，靶向治疗药物曲妥珠单抗（赫赛汀®）与传统化疗药物多西他赛结合使用。多西他赛可治疗过度表达 HER2/neu 蛋白的转移性乳腺癌。

靶向治疗的另一个局限是，基于靶点的结构或其功能在细胞中的调控方式，开发针对某些已确定靶点的药物具有挑战性。其中一个例子是 Ras，在多达四分之一的癌症（例如胰腺癌等大多数特定癌症类型）中，Ras 是一种发生突变的信号蛋白。迄今为止，现有的药物开发技术还无法开发出 Ras 信号抑制剂。不过，有希望的新方法可能很快就会克服这一限制。

71. 开发靶向疗法面临哪些挑战？

- 肿瘤异质性。

  肿瘤生物学非常复杂。随着肿瘤的发展，它们会发生许多基因突变，从而使大多数肿瘤在某些方面具有独特性。即使在特定患者体内，肿瘤也会发生演变。肿瘤的这种变异性可能是小分子化合物和单克隆抗体治疗成功和失败的原因。因此，有必要对每位患者的独特基因谱进行评估。

  基因测序技术的进步使我们能够以相当低的成本对肿瘤进行分析，揭示对致癌和肿瘤生长至关重要的分子畸变。

- 癌症干细胞（CSCs）是一种生长缓慢的癌细胞，最终可分化为快速生长的癌细胞（见问题 12）。癌症干细胞具有不同的基因表达谱，可以逃避针对癌细胞分化的靶向治疗。因此，必须采取其他方法来开发针对癌症干细胞的靶向疗法。

- 问题 11 讨论了上皮 - 间质转化（EMT）与癌症如何扩散的关系。实体瘤最初只具有上皮特性，不能迁移。当上皮细胞具有间充质细胞特性时，它们就可以迁移和转移。研究发现，抑制转化生长因子 - β 的作用可以阻断 EMT 过程。

72. 癌症靶向疗法有哪些副作用?

科学家曾预计，癌症靶向疗法的毒性会低于传统化疗药物，因为癌细胞比正常细胞更依赖靶点。然而，癌症靶向疗法仍然可能会产生很大的副作用。

靶向疗法最常见的副作用是腹泻和肝脏问题，如肝炎和肝酶升高。靶向疗法的其他副作用如下：

- 皮肤问题（痤疮样皮疹、皮肤干燥、指甲变化、毛发脱色）。
- 凝血和伤口愈合问题。
- 高血压。
- 胃肠道穿孔（某些靶向疗法的罕见副作用）。

某些靶向疗法的特定副作用与更好的患者疗效存在关联。以接受信号转导抑制剂厄洛替尼（Tarceva®）或吉非替尼（Iressa®）治疗的患者为例，这两种药物都以表皮生长因子受体为靶点。出现痤疮样皮疹（类似痤疮的皮肤疹）的患者对这类药物的反应往往好于未出现皮疹的患者。

在接受血管生成抑制剂贝伐珠单抗治疗期间出现高血压的患者，治疗效果通常会有所改善。

少数获准用于儿童的靶向疗法对儿童产生的副作用可能与成人不同，包括免疫抑制和精子生成障碍。

第 11 章

1. Cancer.net. “Understanding Targeted Therapy.” May 2018, *https://www.cancer.net/navigating-cancer-care/how-cancertreated/personalized-and-targeted-therapies/understanding-targetedtherapy*

2. CancerQuest. “Targeted Therapy.” Emory Winship Cancer Institute. 2018, *https://www.cancerquest.org/patients/treatments/targeted-therapies.*

3. Go, Xuning, Bryan Ngo, Aram Sandaldjian Modrek, and Wen-Hwa Lee. “Targeting Tumor Suppressor Networks for Cancer Therapeutics.” *Curr Drug Targets 15, no. 1 (2014): 2–16. https://www.ncbi.nlm.nih.gov/pmc/articles/PMC4032821/https://doi.org/ 10.2174/138945011466614 0106095151*

4. Joo, Won Duk, Irene Visintin, and Gil Mor. “Targeted Cancer Therapy – Are the Days of Systemic Chemotherapy Numbered?” *Maturias 76, no. 4 (2013): 308–314. https://www.ncbi.nlm.nih.gov/pmc/articles/PMC4610026/pdf/nihms534114.pdf.*

5. Ke, Xing, and Lisong Shen. “Molecular Targeted Therapy of Cancer: The Progress and Future Prospect.” *Frontiers in Laboratory Medicine 1, no. 2 (June 2017): 69–75. https://doi.org/10.1016/j.flm.2017.06.001. https://www.sciencedirect.com/science/article/pii/S2542364917300596.*

6. National Cancer Institute. “Targeted Therapy to Treat Cancer.” Nov. 28, 2018, *https://www.cancer.gov/about-cancer/treatment/types/targeted-therapie.*

7. Padma, Viswanadha. “An Overview of Targeted Cancer Therapy.” Biomedicine 5, no. 4 (2015): 1–6. *https://www.ncbi.nlm.nih.gov/pmc/articles/PMC4662664/*

*pdf/40681_2015_*
Article_19.pdf. https://doi.org/0.7603/s40681-015-0019-4
8. Rahman, M., et al. "Stem cell and cancer stem cell: a tale of two cells."*Progress in Stem Cell. 3, no. 2 (2016): 97-108. https://doi.org/10.15419/psc.v3i02.124*

第 12 章

9. American Cancer Society. "Side Effects of Targeted Cancer Therapy Drugs." June 6, 2016, *https://www.cancer.org/treatment/treatments-and-side-effects/treatment-types/targeted-therapy/side-effects.html#references*.
10. Dumbrava, E. and Funda Meric-Bernstam. "Personalized cancer therapy-leveraging a knowledge base for clinical decision-making." Cold Spring Harb Mol Case Stud 4 (2018): a001578
http://molecularcasestudies.cshlp.org/content/4/2/a001578?cited-by=yes&legid=cshmcs;4/2/a001578&related-urls=yes&legid=cshmcs;4/2/a001578

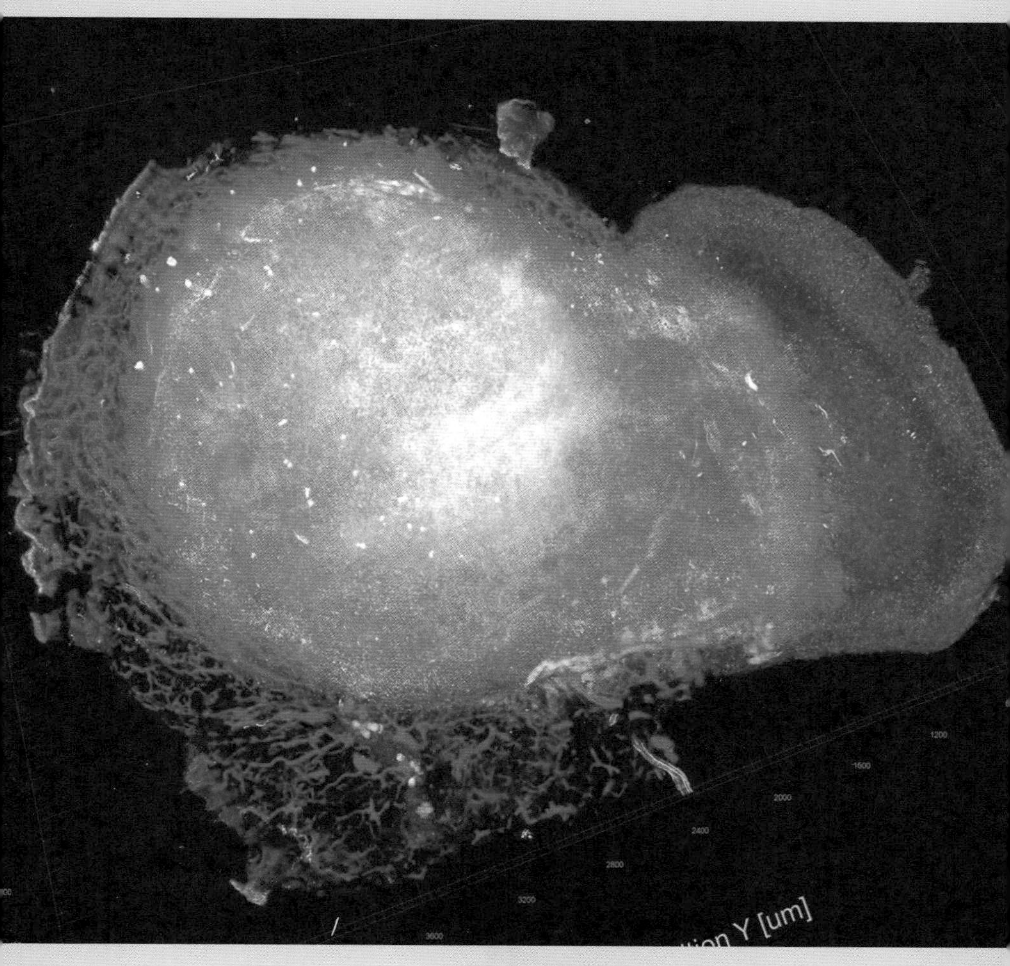

第四部分

免疫疗法

免疫疗法是一种癌症治疗方法，它通过刺激免疫系统来攻击和消灭癌细胞。由于免疫系统的目标具有特异性，因此可以成为抗击癌症的有力武器。免疫疗法对晚期癌症患者的治疗效果尤为显著，因为这些患者的治疗选择可能很少。与其他癌症疗法相比，免疫疗法还有一个优势：患者进行免疫治疗后对残存的癌细胞会产生持续的反应。

一直以来，应用免疫疗法的挑战在于如何让免疫系统识别癌细胞是外来的。第三部分介绍了几种克服这一难题的方法。免疫疗法的核心主题是在针对性杀伤癌细胞的同时不伤害正常细胞。研究人员在开发免疫治疗药物时也在不断考虑这种平衡。

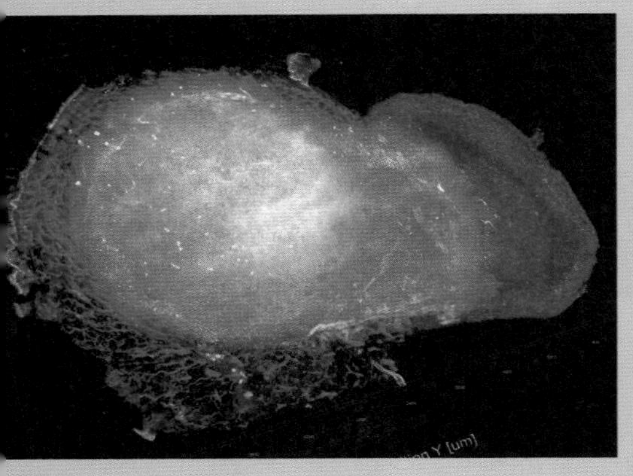

抗肿瘤免疫反应

美国国家癌症研究所

Steve Seung-Young Lee

与癌症有关的免疫系统 第14章

73. 免疫系统的主要功能是什么?

免疫系统的基本功能是保护人体免受有害微生物及其产物和毒素的侵害。人体必须区分“自身”和“非自身”，“自身”包括人体组织，而“非自身”则是人体的外来物质。

74. 免疫系统的主要组成部分是什么?

免疫系统分为两部分：先天性免疫和获得性免疫。先天性免疫是人体的第一道防线，当病原体进入人体时，它就做好了攻击病原体的准备。先天性免疫由细胞和非细胞成分组成。获得性（或适应性）免疫是感染后产生的，包括体液免疫和细胞免疫两种类型。体液免疫包括活化的B细胞和作用于血液循环中抗原的抗体，而细胞免疫则包括作用于细胞表面抗原的T细胞。

75. 什么是抗原?

抗原是任何能刺激机体产生免疫反应的物质。抗原通常是入侵细菌、病毒或真菌的外来蛋白质或复杂碳水化合物。就癌症而言，抗原并不是由于外来入侵而形成的。

癌症抗原可分为两大类：

- 肿瘤特异性抗原（新抗原）产生于基因突变，正常细胞中不存在。
- 肿瘤相关抗原是指正常细胞中可能存在，但在癌细胞中过度表达或异常表达的非突变抗原。

免疫系统能识别入侵细菌或病毒表面的抗原，而这些抗原通常不属于人体的一部分。

76. 先天性免疫细胞有哪些类型？

先天性免疫细胞的基本类型包括以下几种：

- 抗原递呈细胞（APCs）包括树突状细胞、巨噬细胞和 B 细胞。抗原递呈细胞不断监测环境中的潜在病原体和其他外来物质，这些统称为抗原。一旦发现，抗原就会被吞噬，在细胞内分解，并以碎片的形式显示在细胞表面。因此，这些细胞被称为抗原递呈细胞。
- 自然杀伤（NK）细胞也会在环境中巡逻，寻找异常细胞，如受病毒感染的细胞或癌细胞。NK 细胞是一种淋巴细胞，表面含有激活受体和抑制受体。

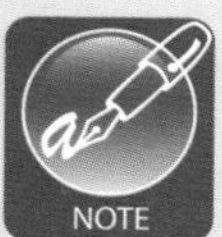

主要组织相容性分子（MHC）包括两类：MHC Ⅰ存在于所有有核细胞（红细胞除外）的表面，而 MHC Ⅱ只存在于巨噬细胞、树突状细胞或 B 细胞表面。MHC 在保护机体抵御外来抗原的同时区分机体自然产生的“自身”抗原方面发挥着重要作用（但请注意问题 75 中关于癌症抗原的讨论）。由于 T 细胞无法识别存在于细胞内部的抗原，因此进化出了一种抗原递呈系统。细胞将抗原分解成蛋白质片段（肽），并将这些片段与其 MHC 结合递呈给 T 细胞。MHC Ⅰ向细胞毒性 T 细胞递呈片段，而 MHC Ⅱ则向辅助性 T 细胞递呈抗原。

正常细胞含有大量细胞表面分子，即 MHC Ⅰ。当 MHC Ⅰ与 NK 细胞上的抑制受体结合时，NK 细胞就不会攻击正常细胞。

癌细胞或受感染细胞中的 MHC 含量可能降低或经过修饰，无法与 NK 细胞的抑制受体结合。因此，NK 细胞被激活并杀死这些异常细胞。NK 细胞通过释放有毒化学物质或促使细胞自毁（即细胞凋亡）来杀死受感染或异常的细胞。

抗原递呈细胞（APCs）包括两类：

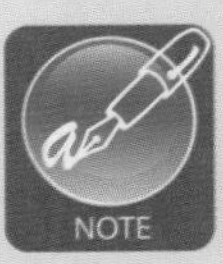

- 专职 APCs（树突状细胞、巨噬细胞和 B 细胞）表面同时表达 MHC Ⅰ类和Ⅱ类分子。
- 非专职 APCs 包括体内所有有核细胞（包括癌细胞），只表达 MHC Ⅰ类分子。

77. 获得性免疫细胞有哪些类型？

获得性免疫细胞被称为淋巴细胞，由 B 细胞和 T 细胞组成：

- T 细胞在胸腺中发育并分化成不同类型的 T 细胞。在被抗原激活之前，它们被认为是“幼稚的”或尚未活化的，直到被抗原激活。T 细胞由以下部分组成：
  - 杀伤性 T 细胞也称为 $CD8^+$ 细胞毒性 T 细胞，可杀死受损细胞或被病毒感染的细胞。杀伤性 T 细胞只能识别与Ⅰ类 MHC 分子偶联的抗原。APCs 向 T 细胞传递第二个信号（共刺激），提醒 T 细胞注意感染的存在。第二个信号涉及 MHC Ⅰ与杀伤性 T 细胞上的辅助受体（CD8）结合。

- 辅助性 T 细胞又称 $CD4^+$ T 细胞，支持免疫反应的各个方面。刺激 B 细胞产生抗体，帮助杀伤性 T 细胞发育。辅助性 T 细胞和调节性 T 细胞只识别与Ⅱ类 MHC 分子偶联的抗原。辅助性 T 细胞的活化需要第二个信号的辅助，该信号涉及 MHC Ⅱ与辅助性 T 细胞上的辅助受体（CD4）结合（图 14.1、图 14.2）。
- 记忆性 T 细胞能识别它们以前攻击过的抗原，使人体避免受到相应病原体的二次侵入。
- 自然杀伤性 T 细胞（NK 细胞）会像先天性免疫细胞一样发起初始攻击，并记忆和识别某些病毒。相当于自适应免疫细胞。
- 当免疫反应完成时，调节性 T 细胞会关闭免疫过程。调节性 T 细胞过程对于防止免疫细胞攻击人体组织，从而引发自身免疫至关重要。

- B 细胞在骨髓中产生。一旦 B 细胞被辅助性 T 细胞激活后，就会分化成浆细胞，浆细胞会产生并分泌抗体进入血液。抗体对每种抗原都是特殊的。B 细胞抗原特异性受体是 B 细胞表面的抗体分子，无需抗原处理即可识别整个病原体。因此，获得性免疫系统中的 B 细胞的作用与先天性免疫系统中的 B 细胞不同。

– 调节性 B 细胞是 B 细胞的一个亚群，在关闭免疫过程中也发挥着重要作用，主要通过分泌抗炎介质白细胞介素 10（IL-10）来抑制免疫过程。调节性 B 细胞抑制辅助性 T 细胞增殖和促炎细胞因子的产生，甚至诱导细胞死亡。通过复杂的机制，调节性 B 细胞可以抑制或促进肿瘤生长。

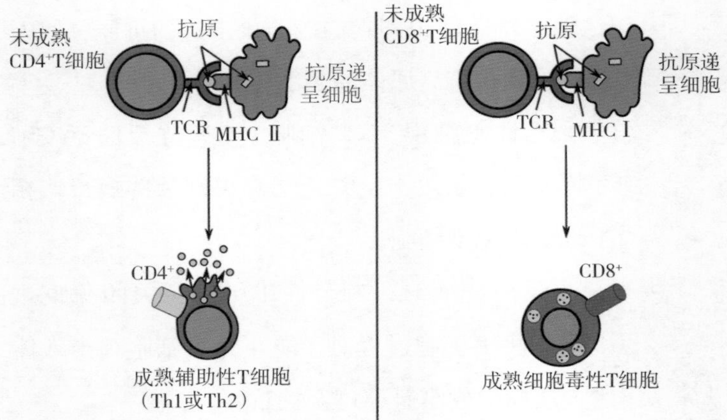

▲ 图 14.1　抗原递呈过程

抗原递呈细胞表面有 MHC Ⅰ或 MHC Ⅱ（红色显示），可激活未成熟细胞毒性 T 细胞或辅助性 T 细胞。抗原片段在 MHC 的凹槽中。由此产生的抗原 -MHC 复合物与细胞毒性或辅助性 T 细胞上的特定 T 细胞受体（紫色显示）结合。细胞毒性 $CD8^+T$ 细胞直接攻击表面携带特定外来分子或异常分子的其他细胞。辅助性 $CD4^+T$ 细胞（Th 细胞）通过与其他细胞互通信息来协调免疫反应。

作者：Sjef

http://commons.wikimedia.org/wiki/Image:Antigen_presentation.jpg

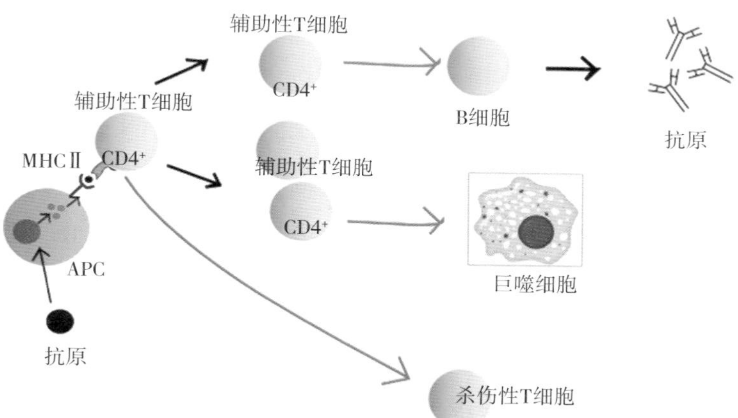

▲ **图 14.2 辅助性 T 细胞的功能**

抗原递呈细胞（APCs）将细胞内部发现的抗原分解为肽，肽会被递呈到APCs 表面的Ⅱ类 MHC 分子（MHC Ⅱ）。静息的辅助性 T 细胞识别这些抗原，并在与辅助受体结合后被激活。符号 —(表示 MHC Ⅱ与静息的辅助性 T 细胞上的特定受体结合。静息辅助性 T 细胞的激活使其释放细胞因子和其他刺激信号 (绿色箭头)，从而激活巨噬细胞、杀伤性 T 细胞和 B 细胞，之后这些细胞产生抗体。B 细胞和巨噬细胞的刺激是由辅助性 T 细胞的增殖引起的。

作者：Mikael Haggstrom

https://en.wikipedia.org/wiki/Immune_system#/media/File:Lymphocyte_activation_simple.png

78. 信号分子对免疫疗法有何重要意义？

信号分子是一种小蛋白，在细胞间的通信中发挥着重要作用。细胞因子是免疫系统中最重要的信号分子。细胞因子包括趋化因子、干扰素、白细胞介素、淋巴因子和肿瘤坏死因子。细胞因子由多种细胞产生，包括巨噬细胞、B淋巴细胞、T淋巴细胞和肥大细胞等免疫细胞。

每个细胞因子都有一个匹配的细胞表面受体。细胞因子可调节体液（血液）免疫反应和细胞免疫反应之间的平衡，调节特定细胞群的成熟、生长和反应。有些细胞因子以复杂的方式增强或抑制其他细胞因子的作用。

配体是从入侵的细菌、病毒或癌细胞中提取的抗原片段。配体与受体蛋白结合产生信号，从而产生生物效应。

有关免疫系统的全面讨论，请访问：

https://en.wikipedia.org/wiki/Immune_system

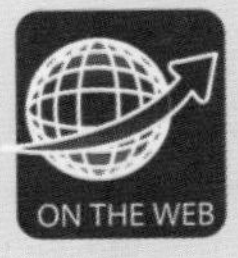

79. 共刺激分子在激活免疫系统方面的作用是什么？

人体已经发展出复杂的免疫机制，以区分自身和非自身。免疫反应可以有效地针对包括癌细胞在内的外来抗原，但不会损害人体的健康细胞。免疫系统的完全激活需要两个信号：

- T 细胞受体与 APC 上由 MHC 复合物递呈的抗原相结合（见图 14.1）。
- 一个来自 APC 的共刺激分子与第二个 T 细胞受体结合，在没有共刺激受体的情况下，T 细胞处于非活化状态。

80. 共抑制分子的作用是什么？

平衡的免疫反应对维持正常的免疫功能至关重要。一组共抑制受体在已被激活的 T 细胞上表达。当外来抗原被清除出体外后，其抑制受体被激活，使免疫系统无法再攻击身体组织。癌细胞可以利用这一过程，使免疫系统异常失活。

与癌症有关的共刺激分子和共抑制分子的作用将在第 15 章（免疫检查点抑制剂）中详细讨论。

由于共抑制受体的激活在免疫系统的功能中发挥着至关重要的作用，因此它们被称为免疫检查点。癌细胞找到了一种显示共抑制受体来保护自己免受免疫系统的攻击的方法。目前已开发出称为免疫检查点抑制剂的药物，通过激活功能失调或衰竭的T细胞来抵消癌细胞的这一作用，从而使免疫系统恢复活力。

81. 癌细胞如何逃避免疫系统的检测和破坏？

癌细胞主要通过以下两种方式躲避免疫系统的攻击：

- 避免被T细胞识别。
- 激活共抑制途径，防止T细胞激活。

癌细胞（与病毒等入侵微生物类似）可以在其细胞表面制造外源性蛋白质（抗原），这些可以被免疫系统的APCs所识别。然而，癌细胞还具有独特的特性，可以避免被免疫系统识别。肿瘤可以通过增加突变和基因缺失的频率来逃避T细胞的识别，从而导致细胞表面抗原的呈现减少。最终，一个或多个细胞可能会出现降低或完全阻止免疫反应的能力。这种现象被称为免疫失能，通常发生在慢性感染中。

肿瘤微环境可能缺乏必要的炎症介质来刺激 APCs，导致抗原递呈受损。肿瘤细胞分泌几种抑制树突状细胞和 T 细胞功能并诱导调节性 T 细胞功能的小分子和细胞因子。大家都记得，调节性 T 细胞具有免疫抑制作用。因此，免疫系统可以从识别和消灭癌细胞演变为对癌细胞的耐受。

肿瘤甚至可以招募免疫细胞来促进其生长和发展。肿瘤浸润的巨噬细胞与细胞因子一起进入肿瘤，然后巨噬细胞会产生生长因子和白细胞介素，继而促肿瘤增殖和血管生成。

正如前面所讨论的，当免疫系统完成其工作时，就会关闭免疫过程，保护身体免受自身免疫的攻击。这个过程涉及到共抑制分子，负责关闭免疫系统。当 APC 上发现的蛋白质 B-7 或 PDL-1 与 T 细胞上的 CTLA-4 或 PD-1 受体结合时，T 细胞的活性就会关闭。阻断共抑制分子的作用是免疫检查点抑制剂类药物的基础（见第 15 章）。

综上所述，癌细胞可以通过以下方式抑制免疫反应：

- 肿瘤微环境中抗原加工和递呈受损。
- 由于 T 细胞信号缺陷而导致 T 细胞无法激活。
- 肿瘤细胞分泌生物活性因子（包括细胞因子和生长因子），对免疫系统产生抑制作用。

- 共抑制分子检查点的不适当激活。
- 肿瘤细胞对调节性 T 细胞的扩增、招募和激活。
- 先前激活的 T 细胞在随后遇到抗原时凋亡。

免疫检查点抑制剂 第15章

82. 什么是免疫检查点抑制剂？

免疫检查点是免疫系统用来调节对外来抗原的免疫反应的信号。一个重要的免疫检查点的作用是，当免疫系统完成其清除外来抗原的任务时，免疫系统会失活。癌细胞可以找到激活这一免疫检查点的方法，来抑制免疫反应。不过现已开发出被称为单克隆抗体的药物来阻断抑制性检查点分子，重新激活免疫系统来对抗癌症。目前使用的免疫检查点抑制剂类药物可阻断 PD-1 和 CTLA-4 受体或 PD-L1 配体。

免疫检查点抑制剂是一种通过阻断癌细胞发出的抑制信号来激活免疫系统的药物。

单克隆抗体是在实验室中由一个独特的亲本细胞的相同的免疫细胞克隆制成的。制造的单克隆抗体是为了使它只与一种物质结合。单克隆抗体正被用于治疗某些类型的癌症。它们可以单独使用，也可以将药物、毒素或放射性物质直接输送到癌细胞。

83. 为什么 B7 共信号分子家族对药物开发很重要？

研究发现了一系列调节性 T 细胞免疫反应的共信号分子。这些共信号分子可根据其活性的相似性而分为不同的家族。共信号分子可以发挥刺激或抑制作用。B7 家族配体及其相应的 CD28 家族受体是目前研究最多的家族，也是目前市场上免疫检查点抑制剂类药物的基础。与其他家族相关的信号分子也在临床试验中得到了研究。B7/CD28 家族的相互作用如图 15.1 所示。

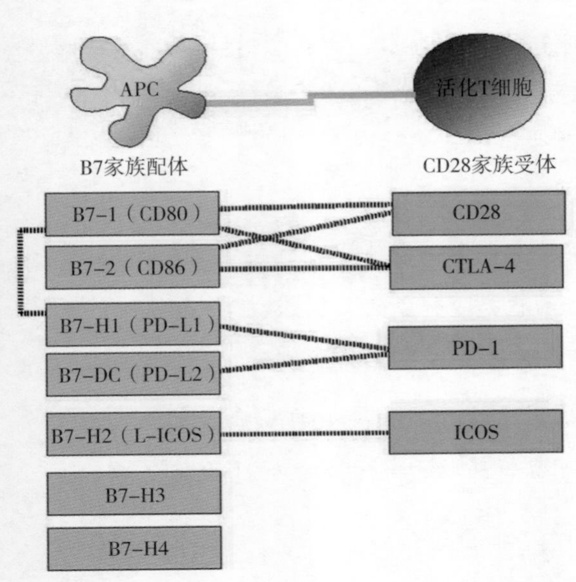

▲ **图 15.1 APCs 上的 B7 配体与 T 细胞上的 CD28 受体的相互作用**
APCs 存在于包括癌细胞在内的所有有核细胞上。CD28 受体可与 CD80 或 CD86 配体结合以激活 T 细胞。CTLA-4 受体可与 CD80 或 CD86 配体结合，抑制 T 细胞的功能。PD-1 受体可与 PD-L1 或 PD-L2 配体结合，从而抑制 T 细胞的功能。
作者：免疫学家
https://commons.wikimedia.org/wiki/File:B7_family_ligands_and_CD28_family_receptors.JPG

84. 已经开发了哪些药物来阻断 PD-1 受体？

T 细胞上的 PD-1 受体与癌细胞上的 PD-L1 或 PD-L2 配体结合，导致 T 细胞失活，使 T 细胞不能杀死癌细胞。现已开发出与 PD-1 结合的免疫检查点抑制剂类药物，阻止其与 PD-L1 或 PD-L2 结合，重新激活 T 细胞，来杀死癌细胞。

阻断 PD-1 受体作用的免疫检查点抑制剂包括：

- 纳武利尤单抗——已获准用于晚期黑色素瘤的单药治疗（不与其他药物联合使用）或与伊匹单抗联合使用；已获准单药治疗肺癌、肾癌、霍奇金淋巴瘤、尿路上皮癌、头颈部癌、结直肠癌和肝细胞癌。
- 帕博利珠单抗——已获准单药治疗晚期黑色素瘤、肺癌 (PD-L1 高表达肿瘤的一线治疗，PD-L1 低表达肿瘤的化疗后)、霍奇金淋巴瘤、弥漫性大 B 细胞淋巴瘤、尿路上皮癌、头颈部癌、胃癌、宫颈癌和乳腺癌。

85. 已经开发了哪些药物来阻断 PD-L1 配体？

除了与 PD-1 受体结合的免疫检查点抑制剂外，现在已经开发了其他的免疫检查点抑制剂类药物，其与癌细胞上的 PD-L1 配体结合。结果是一样的，通过阻断 PD-L1 配体与 PD-1 受体的结合，使免疫系统被重新激活。这些药物包括：

- 阿特珠单抗——被批准作为晚期尿路上皮癌、肺癌、结直肠癌、乳腺癌、肾癌的单药治疗。
- 阿维鲁单抗——被批准作为转移性默克尔细胞癌的单药治疗。
- 达卢单抗——被批准作为尿路上皮癌的单药治疗。

86. 已经开发了哪些药物来阻断 CTLA-4 受体?

CTLA-4 受体与 CD80 或 CD86 配体结合，使免疫系统失活。相反，CD28 与 CD80 或 CD86 配体结合，可激活免疫系统。通过阻断 CTLA-4 受体可促使 CD28 的结合，进而激活免疫系统。

以下药物已被批准用于阻断 CTLA-4 受体：

- 伊匹单抗——获准用于晚期黑色素瘤的单药治疗或与纳武利尤单抗联合治疗。

  这种药物是一种单克隆抗体。
- 特瑞普利单抗——研究用于黑色素瘤、间皮瘤和 NSCLC，但因缺乏显著疗效而未获批准。

87. 免疫检查点抑制剂类药物有什么新进展？

虽然目前的免疫检查点抑制剂类药物在控制一些患者的癌症方面取得了显著的成功，但在很多其他病例中，它们并没有显示出有意义的结果。为了开发新的免疫检查点抑制剂类药物，以下免疫检查点正在研究中。

LAG-3 受体可抑制 $CD4^+$ 辅助性 T 细胞和细胞毒性 $CD8^+$T 细胞。药物阻断 LAG-3 的药物已被研究用于肾癌、乳腺癌和胰腺癌的单药治疗或与其他疗法联合使用。然而，将 LAG-3 与其他免疫检查点抑制剂合用可能会导致不良反应的发生率增加。

TIM-3 受体抑制辅助性 T 细胞反应，并可能与 PD-1 受体合作，导致细胞毒性 $CD8^+$T 细胞功能紊乱。在许多实体瘤和白血病中，已经研究出了阻断 TIM-3 的药物。

B7-H3 和 B7-H4 配体是 B7 家族的成员（图 15.1），可抑制 T 细胞活化，并有利于肿瘤成长。针对这些配体的免疫检查点抑制剂类药物可增强 T 细胞活化，并促进癌细胞死亡。

腺苷受体 A2aR。当机体发生损伤时，化合物三磷酸腺苷被 CD73 酶分解以提供腺苷。腺苷可抑制炎症，促进伤口愈合。然而，过量的腺苷会导致免疫抑制、细胞衰竭和肿瘤生长。现已经开发出几种免疫检查点抑制剂，可单独或联合治疗，以对抗 A2aR 或 CD73 酶。

PVRIG 是免疫球蛋白受体家族的一员。当 PVRIG 与其配体 PVRL2 结合时，T 细胞的激活被抑制。PVRIG 或 PVRL2 在许多癌症中出现过表达。阻断 PVRIG 或 PVRIG2 的作用与 PD-1 通路无关。PVRIG 或 PVRL2 治疗可以作为 PD-1 缺乏表达或肿瘤对抗 PD-1 或 PD-L1 治疗耐药者的替代治疗方法。

88. 为什么在免疫检查点抑制剂治疗中需要考虑调节性 T 细胞?

尽管调节性 T（Treg）细胞具有保护身体免受自身免疫反应的基本功能，但它们也可以保护癌细胞免受免疫系统的攻击。大量 Treg 细胞浸润到肿瘤组织中往往与不良预后相关。

免疫疗法旨在减少或消除肿瘤中的 Treg 细胞，同时最大限度地减少自身免疫反应。一些研究表明，Treg 细胞 CCR4 受体表达增加，该受体参与趋化因子信号传导和免疫细胞迁移。抑制 CCR4 可能是抑制 Treg 细胞活性的一种手段。另一种策略可能是靶向效应 Treg 细胞（在肿瘤中发现）。

89. 免疫治疗有哪些副作用？如何控制这些副作用？

下面这篇文章来自美国国家癌症研究所，它对这一主题进行了极好的总结。

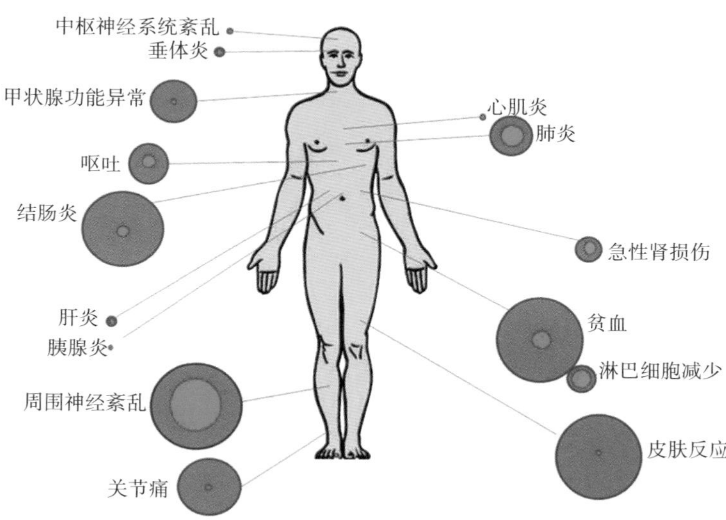

▲ 图 15.2　免疫检查点抑制剂的副作用

PD-1/PD-L1 免疫检查点抑制剂可影响身体的许多部位。圆圈大小代表副作用发生率的高低；蓝色代表任何副作用；红色代表严重毒性。

来源：AnnIntensiveCare.2019 年 2 月，doi:10.1186/s13613-019-0487-x.

知识共享 4.0

https://www.cancer.gov/PublishedContent/Images/news-events/cancer-currentsblog/2019/side-effects-of-pd-1-pd-l1-enlarge.__v300155187.jpg.

“新药物，新副作用：癌症免疫疗法的并发症”的原文参见以下链接：

2019 年 5 月 https://www.cancer.gov/news-events/cancer-currentsblog/2019/cancer-immunotherapy-investigating-side-effects.

与所有药物一样，免疫治疗药物可能会产生副作用，包括罕见的并发症，对一些患者来说，这些并发症可能危及生命。

医学博士 Sarah Dubbs 说：“与免疫疗法药物有关的副作用经常出现，几乎会影响人体的任何器官。”Dubbs 医生是马里兰大学医学院的一名急诊科医生，曾撰写过关于癌症免疫疗法副作用的文章。

“大多数副作用的严重程度为轻度至中度，并对类固醇等治疗方法有反应。”Dubbs 医生还补充道，对于接受免疫治疗的患者，医护人员必须密切关注药物导致的副作用，因为有些患者可能会出现严重的健康问题。

过度活跃的免疫系统

刺激免疫系统攻击肿瘤细胞的药物，用在某些患者身上会导致免疫系统将其一些健康组织识别为异物，并攻击它们。

一些接受免疫治疗的患者会出现结肠炎、肺炎或心肌炎，以及其他与免疫系统过度活跃有关的副作用。

Dubbs 博士指出，更多地了解免疫治疗相关副作用的原因，并确定最有风险的患者，可以帮助医生在未来为患者选择适合的免疫治疗药物。

这方面的研究仍在继续推进。研究人员已经记录了与免疫治疗药物相关的并发症，还研究了其生物学机制，更改免疫治疗药物以减少其副作用，并提高临床医生和患者对潜在副作用的认识。

例如，在最近由德克萨斯大学 MD 安德森癌症中心主办的关于治疗癌症患者的急诊医学科学会议上，讨论了免疫治疗药物的副作用和控制它们的新方法。

“作为急诊室医生，我们是第一线的医护人员，我们需要学习医学新技术，并为诊治我们的患者做好准备。”Dubbs 医生说。

“当我们得到患者的病史时，我们会询问他们正在接受什么免疫治疗，具体了解是什么药物很重要。对于不同类型的化疗，确切知道哪种类型并不重要，因为药物在体内的表现相似。但对于免疫治疗来说，这一点很重要，因为不同的药物会产生不同的不良反应，而且治疗方法也会因患者接受的免疫疗法药物不同而不同。”Dubbs 医生补充道。

增强免疫反应

免疫疗法的免疫相关副作用凸显了这些药物与其他癌

症治疗方法之间的根本区别。常规疗法如化疗可以直接杀死肿瘤细胞，而免疫疗法则不然。

治疗相关的副作用各不相同

接受免疫疗法的患者会出现哪些类型的副作用取决于多个因素。这些因素包括免疫疗法的类型、剂量、治疗前患者的健康状况、癌症类型和癌症阶段。

接受免疫疗法药物的患者最常见的副作用是注射部位的皮肤反应，如疼痛、肿胀。有些免疫疗法药物还可能会引起严重甚至致命的过敏反应，但这种情况很少见。

并非所有接受免疫疗法药物的患者都会出现免疫相关并发症。MD 安德森癌症中心的 Sang T. Kim 医学博士和 Maria E. Suarez-Almazor 医学博士在最近一篇关于管理免疫检查点抑制剂相关副作用的评论中指出，在出现这些副作用的患者中，受影响的器官存在很大差异。

Kim 和 Suarez-Almazor 博士补充道，在接受免疫检查点抑制剂治疗的患者中，常受影响的身体部位是皮肤、结肠、内分泌系统、肝脏、肺、心脏、肌肉骨骼系统和中枢神经系统。

许多接受 CAR T 细胞治疗的患者会出现一种被称为细胞因子释放综合征的疾病，这种疾病会出现发烧、心率加快、低血压和皮疹等症状。这种综合征是由于免疫疗法使免疫细胞大量快速释放称为细胞因子的蛋白质进入血液引起的。

细胞因子释放综合征一般在输液后数小时至数天内出现。大多数患者的反应较轻，但有些患者的反应较严重，还可能出现神经系统症状，如精神错乱、震颤或交流困难。

不寻常和不可预计的副作用

与其他类型的癌症疗法相比，免疫疗法相关副作用出现的时间难以预测。接受免疫治疗的患者可能在接受第一剂药物后不久就出现副作用，也可能在疗程结束后很长时间内才出现。

MD 安德森癌症中心的医生报告说，一名肉瘤患者在接受单剂量药物帕博利珠单抗（Keytruda）治疗约三周后，患上了成人型 1 型糖尿病。

医生们还报告了一名患有皮肤默克尔细胞癌的男子在接受了帕博利珠单抗治疗约五个月后，患上了肺结核。Barber 博士指出，在感染结核分枝杆菌的个体中，增强免疫反应可能是有害的。

治疗相关副作用的管理

由于癌症免疫疗法药物相对较新，临床试验中关于控制治疗相关副作用的证据有限。“这些药物是如此之新，以至于许多急诊医生甚至一些肿瘤专家可能都不知道这些药物的潜在副作用。”Dubbs 博士说。

认识到这一知识壁垒后，美国临床肿瘤学会和美国国家综合癌症网络于2018年发布了临床医生管理免疫检查点抑制剂并发症的指南。举个例子，该指南提出了关于何时使用类固醇和何时停止免疫治疗的建议。

专家小组根据对科学文献的回顾制订了指导方针。Kim和Suarez-Almazor博士在其社论中指出，这些指导方针提供了在有限的科学证据约束下管理免疫相关副作用的“最佳实践”指南。此外，其他组织也制订了关于如何更好地管理免疫治疗副作用的指导方针。

尽管关于如何处理免疫相关副作用的许多问题仍未得到解答，但专家们一致认为，在它们发展成更严重的并发症之前进行诊断是很重要的。

Monjur Ahmed医生说：“我们的责任是及早、有效地治疗与免疫疗法相关的任何副作用。”这位托马斯杰斐逊大学的胃肠病学家曾撰文介绍免疫检查点抑制剂的副作用。

Ahmed医生指出，对某些患者来说，这将涉及到要停止使用某种免疫疗法药物，至少是暂停，并还应使用类固醇等药物来治疗与免疫相关的副作用。

他说：“有些患者后期可能还会继续接受同样的治疗，但有些则不会。”他还补充说道，为了找到控制特定副作用的最佳方法，仍需更多的研究。

“我有资格接受免疫治疗吗？”

2018年，在明尼苏达大学的门诊部，Emil Lou医学博士从癌症患者那里听到的最常见问题是：“我有资格接受免疫治疗吗？”

他的患者曾听说，一些晚期癌症患者对免疫治疗药物有显著而持久的反应。

虽然他的患者中很少有人因为肿瘤的遗传特征而成为免疫疗法的候选者，但当免疫疗法成为一种选择时，Lou博士会与他们讨论这种疗法及其可能的副作用。

在与患者的谈话中，他会介绍免疫疗法所使用的药物及其副作用。他会告诉患者：“免疫疗法药物就像所有癌症疗法一样，它们可能会引起皮疹、关节疼痛和腹泻，对于一小部分患者，免疫疗法还可能会导致呼吸短促和其他更严重的并发症。”

需要对免疫疗法相关副作用开展更多研究

Sharon博士指出，从数十年治疗自身免疫性疾病中获得的知识为医生如何识别和管理免疫相关的副作用提供了参考。

他还指出，与自身免疫性疾病相比，癌症免疫疗法相关的副作用可能通过不同的生物学机制产生，这表明对这些副作用的治疗也可能不同。

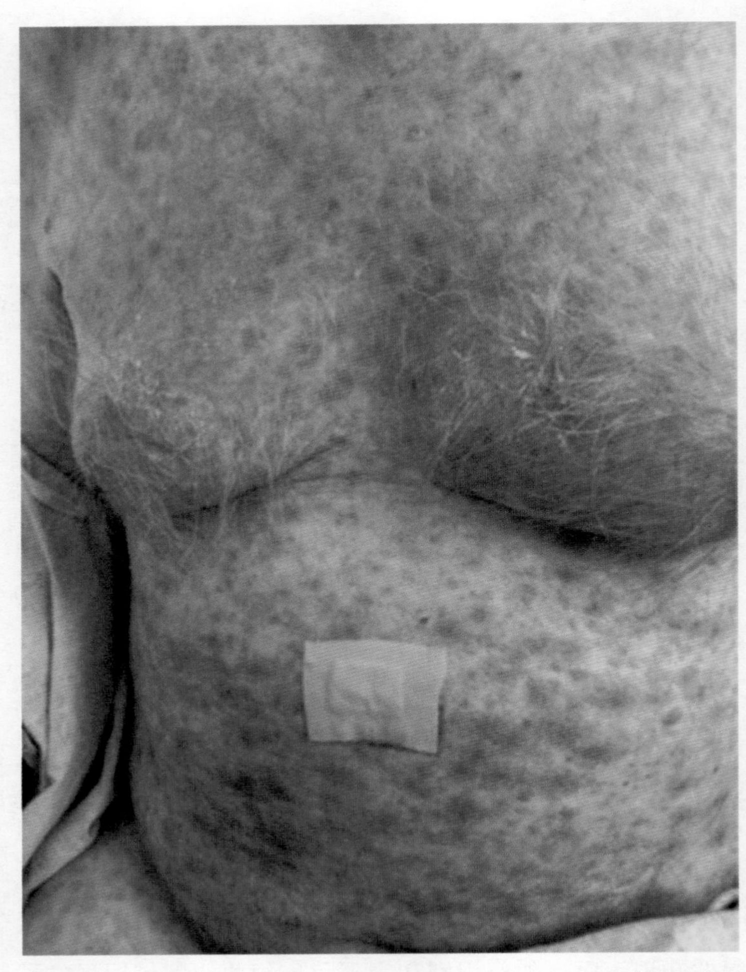

▲ 图 15.3　图片描述了一名晚期黑色素瘤患者在接受免疫检查点抑制剂联合疗法治疗后出现的大面积皮疹

作者：Clin Kidney J. 2016 年 6 月

dio: 10.1093/ckj/sfw024.

授权许可：知识共享 4.0

Sharon 博士指出，为了更有效地探索这些问题，医生和研究人员需要明确免疫疗法相关副作用的定义，并制订在患者身上观察到的这些副作用的报告标准。

他补充说，医生可以使用免疫相关副作用的定义来确定可能需要转介给专家治疗的患者。

他说："除了明确定义之外，还需要新的生物标志物和用于诊断免疫相关副作用的测试，这将需要跨学科专家的合作。"

Sharon 博士是去年一个关于癌症、自身免疫和免疫学的科学研讨会的组织者之一。该研讨会汇集了来自不同领域的专家，讨论了各种主题，其中就包括与免疫有关的副作用。

在会议的主题演讲中，加州大学旧金山分校 Jeffrey Bluestone 博士说："我们还有很多东西要学。"

在其他议题中，他补充说，目前还不清楚为什么有些患者会发生免疫相关的副作用，而有些患者却不会发生，或者为什么相同的药物在不同的患者身上会引起不同的反应。

治疗相关的副作用是否表明患者可能对免疫治疗有反应，是研讨会上正在讨论的一个研究领域。

Sharon 博士说："我们想知道，对患者的治疗来说，出现免疫相关的副作用是否可能是一个好兆头，"他指出，"在这个问题上还没有任何确切的证据。"

回答这些问题可能需要数年时间，但人们正在努力推进这项研究。

例如，NCI 建立了一个实验室网络和一个数据中心，以帮助识别与免疫治疗反应或治疗相关副作用相关的生物标志物。研究人员正在为免疫治疗研究及临床试验患者组织标本生物库开发小鼠模型。

2019 年 4 月 15 ～ 16 日，由美国国立卫生研究院和美国癌症研究协会主办的第二届癌症、自身免疫和免疫学研讨会上讨论了这些努力和正在进行的相关工作。

90. 免疫检查点抑制剂类药物的反应率是多少？

2015 年 12 月 28 日，美国国家癌症研究所的 James Gulley 博士讨论了免疫检查点抑制剂治疗对患者管理的影响，包括反应率和未来发展方向。

免疫检查点抑制剂通常被描述为释放免疫系统刹车的疗法。这是最好的描述吗？

是的，这是一个很好的解释。但同样重要的是要明白免疫检查点抑制剂并不是针对肿瘤的。它们没有直接的抗肿瘤活性，所以如果在使用这些药物之前没有针对肿瘤的潜在免疫反应，它们就不会有任何效果。只有当你确定已存在开始的免疫反应时，它们才会停止免疫反应。

但是很难判断是否存在现有的免疫反应以及个体患者是否会有反应，对吗？

是的，我们发现，只有少数接受这些疗法的患者能获得反应。促使人们对这些药物产生兴趣的因素之一是对抗PD-1药物，如帕博利珠单抗和纳武利尤单抗（Opdivo®），它们能产生深入、持久，也就是长效的快速反应。我们看到了这些疗法在多种肿瘤类型中产生的反应，但同样，患者需要有潜在的免疫反应。

如果肿瘤中有许多突变，就有可能产生潜在的反应。某些肿瘤如肺癌、黑色素瘤、膀胱癌很可能存在许多突变，似乎更容易产生免疫反应。

例如，在大多数结直肠癌患者中，我们看不到有效的免疫反应。然而，我们知道，如果结直肠肿瘤具有微卫星不稳定性，产生许多突变，免疫系统就显示出肿瘤识别反应增加，对于此类结直肠癌患者，使用免疫检查点抑制剂就容易起作用。

这些治疗都是静脉注射用药，用药疗程如何管理？

免疫检查点抑制剂都是单克隆抗体，用药通常每两到三周进行一小时以上静脉输注。只要患者的病情没有进一步发展，只要没有出现需要停止治疗的副作用，他们就会继续接受治疗。

这些疗法的肿瘤反应率是多少？副作用是什么？

肿瘤反应率通常在 15% ～ 25%。你可能会看到更高的数字，但那是在选定的患者群体中。例如，在膀胱癌中，它可以高达 40%，但这是在肿瘤内 PDL1 表达高的患者中得出的。

在副作用方面，尤其是抗 PD-1 和抗 PD-L1 药物，其副作用没有抗 CTLA-4 检查点抑制剂那么严重。一般来说，出现严重不良反应的患者较少，许多患者没有副作用。

首个获批的免疫检查点抑制剂是伊匹单抗（Yervoy®），靶向阻断 CTLA–4，但现在势头似乎已经转向抗 PD–1 和抗 PD–L1 抑制剂。为什么呢？

首先，抗 PD-1 和抗 PD-L1 药物的副作用发生情况不那么严重。患者对它们的耐受性更好，所以他们可以坚持更长时间的治疗。

此外，使用伊匹单抗后，我们很少能看到病情迅速消退，而是经常看到病情进展，有时还会复发。这是因为这种药物主要作用于循环中的 T 细胞，而这种非特异性激活可能需要足够的时间来激活足够多的抗肿瘤 T 细胞，从而产生反应。

然而，通过抗 PD-1 和抗 PD-L1 治疗，我们可以看到非常迅速的反应。这是因为这些药物主要作用于已经在肿瘤上的启动 T 细胞。它们卷起袖子，准备出发，但却被蒙住了眼睛。然后我们用这些药物相当于给 T 细胞摘下了眼罩，它们就可以攻击肿瘤了。

这两个因素正在创造一个截然不同的世界。

比如，像前总统卡特那样，患者对治疗有完全反应，在大多数情况下，这些反应会持续吗？

使用这些药物后，我们看到的大多数反应仍然是部分反应，反应速度与化疗和其他靶向药物相似。但是，我们看到的反应往往是长期的，肿瘤缩小了 80% ～ 90%。

更重要的是，也让所有人震惊的是，这些反应的持久性。与我们习惯采用的化疗或酪氨酸激酶抑制剂等靶向治疗相比，即使是部分反应也非常持久。

我们在一些案例中看到的是功能性治愈。当然，不是每个人都这样。例如，大约有 20% 的黑色素瘤患者在首次接受伊匹单抗治疗后仍然存活了十年。

大多数在开始使用伊匹单抗后预计存活至少三年的患者，十年后仍然存活。因为黑色素瘤患者通常比较年轻，因此没有那么多其他死因。但这些数字仍然耐人寻味，这表明，如果患者能从中获益，那获益时间往往会延长。

免疫检查点抑制剂的未来如何？

需要关注几个重点领域，所有这些领域都可以同时进行。

识别预测反应的生物标志物是一个关键领域。例如，我们发现，如果患者在肿瘤微环境中具有高水平的PD-L1表达，则患者有更高的应答反应。这代表了被激活的免疫反应的“足迹”。但当我们开始治疗时，我们需要看看患者的肿瘤的情况，而不是一年前的活检样本。

活组织切片检查是一种很好的方法，但可能具有一定的创伤性和危险性，这取决于肿瘤所在的位置。所以我们开始研究能否测量血液循环中肿瘤细胞的PD-L1表达情况。

我们还在测试成像模式，以识别炎性肿瘤（一种免疫反应标志物）。因此，如果您能找到一种方法，安全而有针对性地识别肿瘤内的炎症，这将是一项重大进展。如果我们发现患者的肿瘤中存在炎症，也许我们就能用免疫检查点抑制剂进行治疗。如果我们没有发现炎症，也许我们可以在肿瘤部位添加一种能引起免疫反应的疗法，然后再用免疫检查点抑制剂进行后续治疗。

开发组合疗法，包括与其他免疫检查点抑制剂的组合，也将是必不可少的，我们已经开始看到这些试验的初步结果了。我认为当我们深入探究肿瘤微环境时，将能找到更多个性化的治疗方法。我们可以确定某些患者在某些时间段需要联合疗法，而另一些患者只需要使用免疫检查点抑制剂。

这些药物可以用于早期疾病吗？肿瘤中是否有足够的突变来建立潜在的免疫反应？

当然。在临床上可检测到肿瘤时，突变负荷已经很高了。这种突变负担有助于形成潜在的免疫反应，但免疫系统仍无法发挥作用。

因为与化疗和其他放射性治疗相比，免疫检查点抑制剂的副作用非常小，而且反应迅速，所以这些药物应该在许多癌症的一线治疗中进行测试，相信它们是有效的。

我们目前在 20% 的患者身上看到的那些强大且持久的应答，未来将进一步发展，使其达到 40%、60%，甚至更高。这就是联合疗法的用武之地。最终，我认为我们会实现这一目标。

91. 肿瘤如何通过抗原递呈功能缺失来逃避免疫系统的识别？

图 14.1 显示了抗原递呈细胞上 MHC Ⅰ结合抗原活激活细胞毒性 $CD8^+$ T 细胞。然而，癌细胞可以进化到减少或消除 MHC Ⅰ抗原递呈以逃避检测。抗原递呈的缺失会导致

免疫检查点抑制剂治疗无效。

已经提出了一些恢复 MHC Ⅰ表达的建议如下：

- 通过干扰素治疗恢复 MHC Ⅰ途径的表达。
- 用导致 MHC Ⅰ表达丧失的酶抑制剂治疗。

92. 免疫检查点抑制剂类药物联合使用能增强治疗效果吗？

靶向 PD-1 和 CTLA-4 的纳武利尤单抗与伊匹单抗的联合疗法于 2015 年获得 FDA 批准，用于治疗转移性黑色素瘤。此后，这种联合疗法也已在其他癌症类型中显示出疗效，包括黑色素瘤、膀胱癌、肾癌和肺癌。联合免疫检查点抑制剂类药物的目的是提高对不同癌症的反应率。

大量的临床试验正在研究这种组合，其中包括化疗和放疗。

93. 与其他类型的治疗联合能否提高免疫检查点治疗的疗效?

联合治疗旨在利用不同治疗方法之间的协同作用来提

高疗效和减少毒性。在免疫检查点抑制剂起作用之前，免疫系统必须被激活。化疗、放疗和癌症疫苗会损伤并杀死恶性肿瘤细胞，导致炎症反应，从而激活 T 细胞。这些疗法可以协同作用。在用其他疗法进行初始治疗后，免疫检查点抑制剂可以继续摧毁已经使免疫系统失能的癌细胞。

Wang 及其同事描述了被辐射损伤的癌细胞是如何暴露出肿瘤特异性抗原，进而更容易被免疫系统识别的。辐射也可能改变肿瘤微环境，促进免疫细胞攻击肿瘤。

癌症疫苗 第16章

94. 什么是疫苗？

疫苗是一种生物制剂，通过免疫过程预防特定疾病。疫苗通常含有致病微生物的成分，由去除毒性的微生物或灭活的微生物、微生物的毒素或其表面蛋白质之一制成。如前所述，免疫系统会对微生物表面的抗原（外源蛋白）做出反应。疫苗刺激机体的免疫系统产生抗体，就像机体最初接触疾病时一样。接种疫苗后，人体不必先感染这种疾病，就能对这种疾病产生免疫力。

95. 什么是癌症疫苗?

癌症疫苗可以刺激肿瘤特异性免疫反应，特别是针对肿瘤抗原的细胞毒性 $CD8^+$ T 细胞。癌症疫苗可以是用于预防癌症的预防性疫苗，也可以是用于治疗癌症的常规疫苗。

FDA 批准了两种预防人乳头瘤病毒（HPV）和乙型肝炎病毒（HBV）的疫苗。FDA 仅批准了一种用于治疗晚期前列腺癌的预防性疫苗 Sipuleucel-T。

癌症治疗疫苗的开发具有挑战性，原因如下：

- 癌细胞是从人的健康细胞发展而来的，因此免疫系统可将癌细胞识别为“自身”。

- 癌细胞可以找到很多方法来躲避免疫系统的攻击和抑制免疫系统。癌细胞的免疫抑制被认为是开发有效癌症疫苗的一个严重阻碍。
- 免疫系统功能较弱的人在接种疫苗后可能无法产生强有力的免疫反应。而接受了其他癌症疗法、有合并疾病、年老或虚弱可能会导致免疫反应减弱。
- 癌症疫苗仅在癌症早期阶段作为唯一治疗方法时才有效。

值得注意的是，癌症是独特的，是因人而异的，其形成和发展也是独一无二的。最早的癌症疫苗接种方法是使用许多不同患者肿瘤共同表达的肿瘤抗原进行免疫接种。最近，已成功制备了针对个体患者体内存在的突变抗原的癌症疫苗，这些类型的疫苗是从人体的肿瘤样本中提取出来的。

96. 为什么人们对癌症疫苗重新产生了兴趣？

虽然针对传染病的疫苗研制已经非常成功，但癌症疫苗的开发一直比较困难。主要存在两个问题：①肿瘤微环境中的免疫抑制现象；②用作疫苗的肿瘤抗原的免疫原性

（免疫反应）较低。

随后的研究表明，选择肿瘤特异性抗原（新生抗原）可提高疫苗的免疫原性。以前的癌症疫苗都使用肿瘤相关抗原，免疫原性较低，因为人体可能将其识别为“自身”抗原。目前已研究出许多新的抗原疫苗类型，包括细胞抗原、病毒载体抗原和分子抗原。在疫苗组装平台（包括载体）的开发方面取得了进展，以便能够将疫苗有效地为患者接种。

癌症疫苗可与免疫检查点抑制剂疗法联合应用。在经免疫检查点抑制剂治疗克服了免疫抑制的肿瘤微环境后，疫苗便可以不受限制地增强 T 细胞活性。

97. 癌症疫苗有哪些类型？

癌症疫苗的作用对象是癌细胞上的抗原，就像传统疫苗针对的是有害微生物一样。

以下是正在开发的癌症疫苗类型：

- 自体细胞疫苗是用患者自身的癌细胞进行接种，这些癌细胞经过辐照以消除其致病性。这种方法的原理是提供患者肿瘤抗原的全部种类（包括变异抗原），而无需识别单个抗原。另一种方法是纯化抗原。然而，只有一小部分癌症患者能从自体疫苗治疗中获益。与预期相反，自体疫苗往往无法刺激足够数量的细胞毒性 T 细胞来识别肿瘤抗原。但如果与特定的佐剂或与化疗联合使用时，自体疫苗可能会更有效。

- 同种异体肿瘤细胞疫苗是使用从其他患者的肿瘤获得的已确定的肿瘤细胞系。已知这些细胞系表达特定肿瘤类型的肿瘤相关抗原。同种异体疫苗不同于自体疫苗，因为它们不含有患者特异性肿瘤抗原。这些疫苗可在使用前批量生产、储存和改良。该疫苗具有易获得性、生产成本低和无需有创性取样的优点。同种异体疫苗在临床试验中的成功率有限，这是因为癌症患者之间存在广泛的肿瘤异质性。
- 树突状细胞疫苗。尽管树突状细胞是免疫系统的重要组成部分，但制备疫苗已被证明是困难且昂贵的。在实验室中，树突状细胞疫苗可以由从患者外周血中获得的单核细胞制备。未成熟的树突状细胞通过细胞因子激活，加入肿瘤抗原，由此产生成熟的树突细胞被注射回患者体内。提高树突状细胞疫苗有效性的方法包括在体内激活和扩增树突状细胞以及阻断抑制信号。树突状细胞疫苗与其他癌症疗法联合使用可能更有效。

- 基于肽的癌症疫苗。肿瘤相关抗原存在于被称为肽的蛋白质片段中，即短链氨基酸。已在实验室进行了从患者血液中分离出的肿瘤相关抗原的分析。研究人员发现，这些分离出的抗原具有较弱的免疫原性，因此合成的免疫原性较强的肽被用于制备疫苗。基于肽的疫苗具有一定的临床益处，但它们在与其他类型的癌症疗法（如放疗或化疗）联合使用时更为有效。肽类治疗性肿瘤疫苗具有生产方便、成本低廉、致癌性低、致病菌污染少、化学稳定性高等优点。
- 基因疫苗。不同于传统疫苗，基因疫苗包括 DNA 疫苗、病毒载体疫苗和 RNA 疫苗。基因疫苗不提供肿瘤抗原作为疫苗的一部分，而是提供编码抗原的基因，刺激机体产生抗原。基因疫苗的开发似乎很有吸引力，因为它们既能刺激先天性免疫反应，也能刺激适应性免疫反应。它们的优点是在同一种疫苗中提供多种抗原基因。与传统疫苗相比，基因疫苗具有两个优点：由于疫苗抗原是在细胞内合成的，因此可以产生更强的细胞反应；每种疫苗的生产过程都是相同的，因此更高效。

–DNA 疫苗的制备首先要确定癌症抗原及其遗传密码。将抗原纳入细菌质粒（见问题 4），在实验室中增殖，然后注射给患者。质粒进入细胞核，抗原基因在那里启动转录。当存在多个抗原基因时，每个基因遵循相同的转录过程。合成的 RNA 被转移到细胞质中，在那里基因开始翻译成抗原蛋白。然后，抗原在 MHC Ⅰ类和Ⅱ类上递呈，激活细胞毒性和辅助性 T 细胞。不幸的是，使用 DNA 疫苗的临床试验大多令人失望，这是因为抗原遗传物质向人体细胞的转移效率低下，导致免疫原性较差。DNA 疫苗的不良表现也可能是由于肿瘤细胞周围的免疫抑制环境所致。研究表明，添加白细胞介素等细胞因子佐剂可增强适应性免疫反应。科学观点表明，DNA 疫苗作为单一药物不太可能有效，但与其他化疗药物联合使用则有希望。研究表明，DNA 疫苗联合化疗或靶向治疗可增强抗原反应，减少免疫抑制。初步研究还表明了将 DNA 疫苗与内分泌治疗和放射治疗相结合的有益效果。

– 以病毒载体为基础的癌症疫苗是一种病毒，其基因组经过改造，含有更多编码癌症抗原的基因序列。使用病毒作为载体来传递癌症抗原可能特别具有吸引力。病毒已经进化到能有效地感染细胞，除了提供肿瘤抗原外，病毒本身还可以裂解肿瘤，释放肿瘤抗原，因此可以有效激活免疫系统。病毒载体疫苗的主要缺点是可能存在针对载体本身的原有免疫力。在这种情况下，疫苗可能只在注射一次后才有效。

关于溶瘤病毒将在问题 110 中讨论。

– 信使 RNA 疫苗。如问题 3 所述，信使 RNA（mRNA）携带着 DNA 的遗传指令合成蛋白质。研究人员利用这种能力研制的 mRNA 疫苗。

mRNA 技术的进步使 mRNA 疫苗的开发成为可能。这些合成疫苗将癌细胞抗原的基因序列纳入其结构中。选择用于结合的抗原最好是新表位（肿瘤特异性抗原）。在 mRNA 疫苗接种后，mRNA 进入细胞的细胞质（图 1.2），指示细胞产生癌细胞抗原。这些抗原反过来又能刺激免疫系统。

mRNA 疫苗与传统疫苗相比有几个优点：

- 研发周期更快。
- 抗原蛋白的基因序列可以很容易地掺入 mRNA 链中。
- mRNA 不会改变人的基因构成，因为它不会进入细胞核，也不会与人的 DNA 发生作用。
- mRNA 疫苗具有高效性。
- mRNA 疫苗安全，副作用小。

- mRNA 疫苗的生产具有更好地成本 - 效益。

至少在二十五年前就有人提出使用 mRNA 疫苗治疗癌症，但必须克服输送、稳定性和安全性等问题。用各种载体配制的合成 mRNA 可以抵御细胞酶的侵蚀，提高抗原递呈细胞的摄取能力。合成的 mRNA 还可用于输送其他免疫系统成分，包括细胞因子、共刺激受体或治疗性抗体。另一种方法是将 mRNA 插入到 CAR-T 细胞中（见第 17 章）。

FDA 尚未批准将 mRNA 疫苗用于癌症治疗，但最近的临床试验显示，mRNA 疫苗有望用于癌症治疗，尤其是针对多种实体瘤。疫苗可以提高其他免疫疗法的疗效，如细胞疗法或免疫检查点抑制剂疗法。

随着 COVID-19 疫苗的快速开发，证明了 mRNA 技术的价值。制药公司认识到在需要紧急开发疫苗时，利用 mRNA 技术的诸多优势，在新冠流行期间，研究者们在创纪录的时间内开发出了 COVID-19 疫苗。预计 mRNA 将成为药物开发的主要支柱之一，针对癌症的 mRNA 疫苗很快就会进入市场。

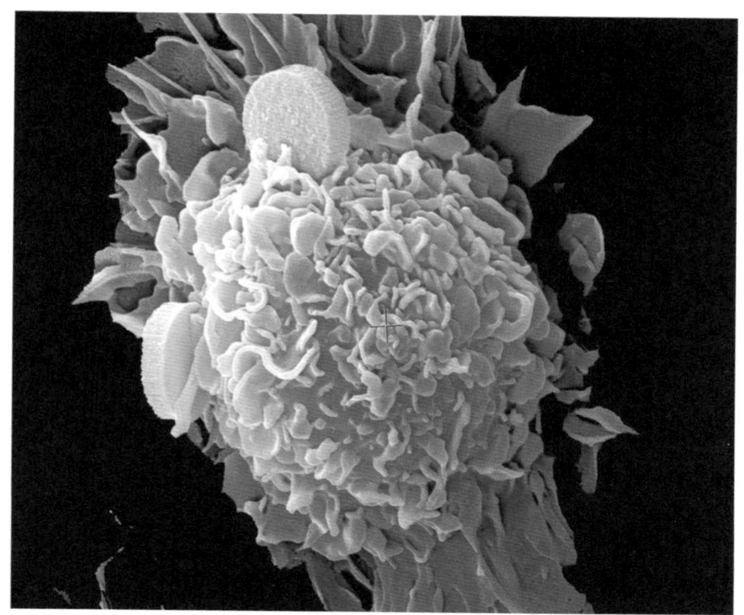

▲ 图 16.1　开发用于癌症治疗的新型疫苗输送系统

德克萨斯癌症纳米医学中心（TCCN）的研究人员正在开发用于癌症治疗的纳米疫苗。在这项研究中，用细胞因子（细胞间通信中广泛使用的信号分子）刺激骨髓细胞，以促使其分化成抗原递呈细胞，即树突状细胞。随后给这些树突状细胞提供纳米疫苗（如图所示），这些纳米疫苗是装有免疫刺激分子和肿瘤抗原的多孔硅颗粒圆盘。然后将这些活化细胞注射回宿主体内，激发抗肿瘤反应。

美国国家癌症研究所

作者：Brenda Melendez and Rita Serda, Ph. D.

98. 病毒感染会导致癌症吗？

病毒是一种由 DNA 或 RNA 组成的微小颗粒，并被蛋白质外壳覆盖。病毒只有通过感染细胞并接管细胞的新陈代谢机制来复制新的病毒，才能进行繁殖。

以下病毒感染有可能致癌：

- 人乳头瘤病毒（HPV）感染很普遍，但 HPV 通常不会致癌。HPV 是宫颈癌的重要致病原因，但随着巴氏试验的出现，可以早期发现宫颈的病变，这种癌症现在已经不那么常见了。现在已有疫苗可以帮助预防主要致癌 HPV 类型的感染。
- 乙型肝炎病毒（HBV）感染可能会增加罹患肝癌的风险。接种 HBV 疫苗可降低这种风险。
- Epstein-Barr 病毒（EBV）是一种疱疹病毒。在极少数情况下，EBV 感染可能会增加患鼻咽癌、伯基特淋巴瘤、霍奇金淋巴瘤和胃癌的风险。目前还没有针对 EBV 的疫苗。
- 乙型肝炎病毒（HBV）和丙型肝炎病毒（HCV）都会导致病毒性肝炎。当这些感染变成慢性（长期）时，会增加人患肝癌的几率。目前有预防 HBV 感染的疫苗，但没有预防 HCV 的疫苗。
- 人类免疫缺陷病毒（HIV）会导致获得性免疫缺陷综合征（艾滋病），但只是间接致癌。HIV 感染会破坏辅助性 T 细胞，从而削弱人体的免疫系统。这种感染可能会让其他一些病毒滋生，从而导致癌症。

感染 HIV 可能会增加罹患卡波西肉瘤和宫颈癌的风险，并且它还与某些类型的非霍奇金淋巴瘤有关。目前还没有预防艾滋病毒的疫苗。

- 人类疱疹病毒 8(HHV-8)，又称卡波西肉瘤相关疱疹病毒 (KSHV)，存在于几乎所有卡波西肉瘤患者的肿瘤中，这是一种罕见、生长缓慢的癌症。
- 人类 T 淋巴细胞病毒 -1（HTLV-1）与一种叫作成人 T 细胞白血病 / 淋巴瘤的淋巴细胞白血病和非霍奇金淋巴瘤有关。在美国，感染 HTLV-1 的情况非常罕见。
- 默克尔细胞多瘤病毒（MCV）会导致一种罕见的侵袭性皮肤癌——默克尔细胞癌。

只有少数感染了前述病毒的人最终会因此患上癌症。这一过程既缓慢又低效，而且还取决于感染者自身的其他因素。

99. 细菌感染会导致癌症吗?

传统观念认为，细菌感染并不是癌症的重要原因。然而，后来人们发现的两个现象将细菌感染与癌症联系起来：慢性炎症的发展和致癌细菌代谢物的产生。胃部幽门螺杆菌感染可导致终生慢性炎症。接着，这种炎症又被认为可通过诱导细胞增殖和产生致突变自由基而致癌。肠炎沙门氏菌与结肠癌的发病有关。细菌可通过其分泌的毒素影响宿主细胞转化而致癌。由于抗生素可以有效控制细菌感染，因此必须在感染发展为癌症之前使用这种治疗方法。

100. 治疗性癌症疫苗的成功率有多高?

治疗性癌症疫苗的开发仍然充满挑战，在大多数临床试验中仅发现了轻微的反应。FDA 已批准癌症疫苗用于治疗早期膀胱癌（TICE）、转移性去势抵抗性前列腺癌（Provenge）和转移性黑色素瘤（IMLYGIC）。

癌症疫苗最有效的方式可能是与其他疗法相结合。多项研究表明，癌症疫苗与化疗或放疗联合使用效果良好。法国研究人员已经证明，将癌症疫苗与抗血管生成疗法或免疫检查点阻断疗法相结合使用是可行的。

过继性 T 细胞疗法

第17章

101. 什么是过继性 T 细胞疗法？

过继性 T 细胞疗法是将免疫细胞输注到患者体内以改善癌症治疗。这些过继细胞可以是在实验室中增殖的患者自身的免疫细胞，或者是通过基因工程进行修饰以增强疗效的免疫细胞。

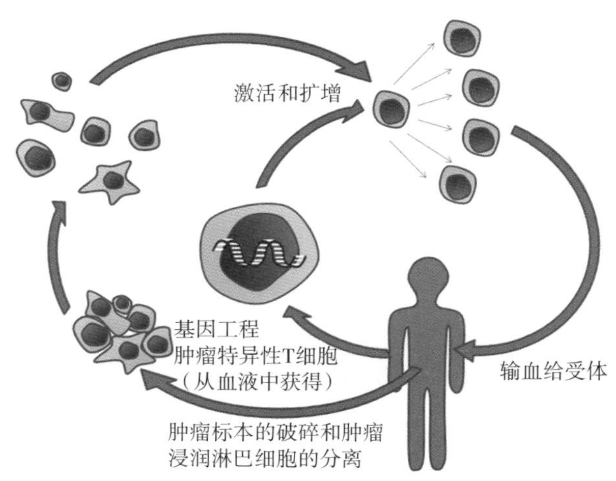

▲ 图 17.1　过继性 T 细胞疗法

图中展示了两种过继性 T 细胞疗法：①通过破碎肿瘤标本和分离患者肿瘤中的肿瘤浸润淋巴细胞（TILs）获得肿瘤特异性 T 细胞；②从患者外周血中获得的 T 细胞在实验室中经过基因工程修饰，产生特异性 T 细胞受体。在这两种方法中，细胞都会增殖并输给受体（肿瘤携带者）。

作者：Simon Caulton

https://en.wikipedia.org/wiki/Cancer_immunotherapy#/media/File:Adoptive_Tcell_therapy.png

102. 过继性 T 细胞疗法有哪些优点?

过继性 T 细胞疗法与其他类型的免疫疗法相似，具有多种有益特性：

- T 细胞反应具有特异性，可以区分健康组织和癌变组织。
- T 细胞反应在激活后迅速扩展。
- T 细胞被吸引到抗原位点，从而有效消灭癌细胞，包括远处转移的细胞。
- T 细胞反应具有记忆性，有可能在初次治疗后数年内保持疗效。

103. 过继性 T 细胞疗法的一般方法有哪些（美国国家癌症研究所，2018 年）?

过继性 T 细胞疗法有三种方法：

- 肿瘤浸润淋巴细胞（TILs）疗法。这种方法使用患者肿瘤中自然存在的 T 细胞。在实验室测试中挑选出最能识别患者肿瘤细胞的 TILs，并在实验室中将这些细胞大量扩增。然后用称为细胞因子的免疫系统信号蛋白激活这些细胞，并将其注入患者的血液中。

这种方法的原理是，TILs 已经显示出靶向肿瘤细胞的能力，但肿瘤微环境中可能没有足够的 TILs 来杀死肿瘤。目前存在的 TILs 可能无法克服肿瘤释放的免疫抑制信号，故引入大量活化的 TILs 有助于克服这些障碍。

- T 细胞受体（TCR）疗法。TCRs 使用天然受体，也能识别肿瘤细胞内的抗原。这种方法是从患者外周血中分离出 T 细胞受体，并通过基因工程改造，使其对特定肿瘤抗原的亲和力高于 TILs。迄今为止，TCR T 细胞已在各种实体瘤患者中进行了测试，并在黑色素瘤和肉瘤中取得了良好效果。
- CAR–T 细胞疗法（图 17.2）。从患者外周血中获得的 T 细胞会在实验室中进行基因修饰，以表达一种被称为 CAR 的特殊受体。CAR 是一种合成分子，但其作用与天然受体类似。图 3.1 展示了受体组装的一般过程，包括细胞外抗原结合域、跨膜域和细胞内域。这些经过改造的 T 细胞以更强的特异性锁定肿瘤靶点，在血液循环中迅速增殖，终结肿瘤细胞，并持续在体内巡视，寻找新出现的肿瘤。这种方法通常使用经过修饰的病毒，这些病毒不再致病，但仍能侵入细胞并在细胞内繁殖。然后，将 CAR-T 细胞进行增殖并注入患者体内。CAR 的设计允许 T 细胞直

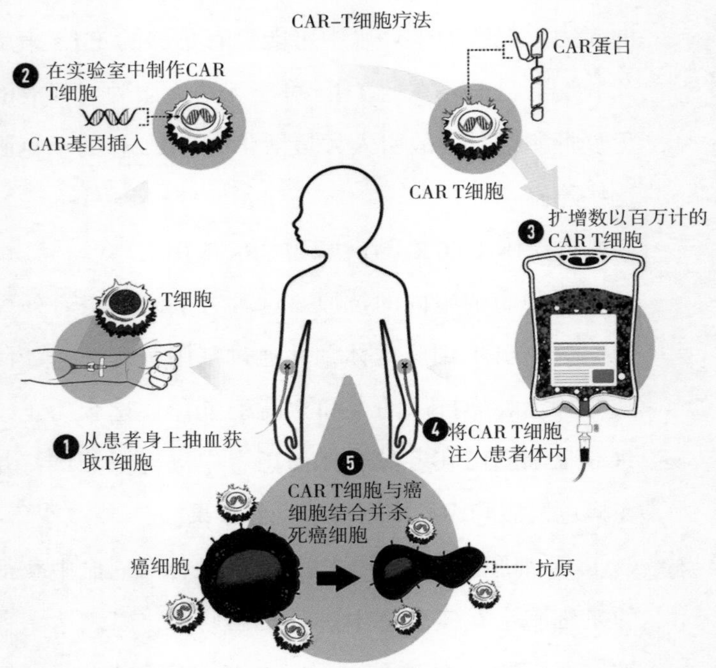

CAR-T 细胞疗法是一种在实验室中对患者的T细胞进行基因修饰的治疗方法，使其能够与癌细胞上的特定蛋白质（抗原）结合并杀死癌细胞，①抽血，获取患者的T细胞。②这里基因为一种特殊的受体，称为嵌合抗原受体（CAR），在实验室中被插入T细胞。该基因编码在患者T细胞表面表达的工程化CAR蛋白，创造了一个CAR T细胞。③在实验室中扩增出数百万个CAR T细胞扩增出。④然后通过静脉输注给病人。⑤CART细胞与癌细胞上的抗原结合并杀死它们。

▲ 图 17.2 创建 CAR–T 细胞疗法的步骤

这是一种在实验室中改变患者 T 细胞以攻击癌细胞的治疗方法。制造 TCR 细胞的步骤与此类似，只是步骤 2 使用的是修饰过的天然 T 细胞，而不是将 CAR 基因插入细胞中。

美国国家癌症研究所

https://www.cancer.gov/about-cancer/treatment/research/car-t-cell-therapyinfographic

接附着在患者癌细胞表面的特定蛋白质上，而无需MHC递呈。CAR-T细胞可被设计为递送抗肿瘤药物，以杀死癌细胞或改变肿瘤微环境。CAR-T疗法已被证明对血癌最有效，但对实体瘤无效（与TCR疗法相反）。

CAR-T细胞疗法的最新进展是增加了细胞内结构域。第一代CAR只包括CD3-zeta细胞质分子。第二代CAR增加了共刺激分子，如CD28或4-1BB。这些细胞内信号分子的参与提高了T细胞的增殖、细胞因子分泌、抗凋亡能力和体内持久性。第三代CAR结合了多种共刺激分子，如CD28-41BB或CD28-OX40，以增强T细胞的活性。临床试验数据显示，与第二代CAR相比，第三代CAR具有更好的效应功能和体内持久性（图17.3）。

在接受扩增的T细胞之前，患者还要接受一种称为淋巴细胞耗竭的过程，其中包括一个疗程的化疗，在某些情况下还需要全身放疗。淋巴细胞耗竭可以清除其他可能会妨碍输入T细胞有效性的免疫细胞。

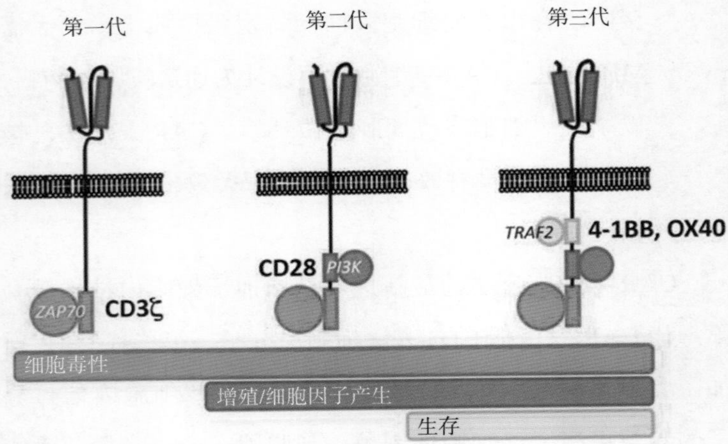

▲ **图 17.3　第一代、第二代和第三代 CAR 的描述**

绿色部分是位于细胞外的抗原识别结构域（与抗原结合）。跨膜以黑色表示。细胞内的信号分子用红色、蓝色和黄色表示，分别代表第一代、第二代和第三代添加物。

作者：Monica Casucci and Attilio Bondanza

https://en.wikipedia.org/wiki/Chimeric_antigen_receptor_T_cell#/media/File:Depiction_of_3_generations_of_CARs.jpg

104. 如何在癌症治疗中使用过继性 T 细胞疗法？

由于黑色素瘤通常会引起强烈的免疫反应，并伴有许多 TILs，因此最初研究使用过继性 T 细胞疗法来治疗转移性黑色素瘤。使用激活的 TILs 对一些黑色素瘤患者有效，并在其他癌症（如宫颈鳞状细胞癌和胆管癌）中也取得了令人鼓舞的积极结果。CAR-T 细胞疗法对基于血液的癌症最为有效，但研究人员质疑这种疗法是否能有效治疗实体瘤。

目前已有两种 CAR-T 细胞疗法获得批准：

- 司利弗明（Kymriah ™）被批准用于治疗一些对其他治疗无效的成人和儿童急性淋巴细胞白血病患者，以及治疗对至少两种其他治疗无效或复发的某些类型的成人 B 细胞非霍奇金淋巴瘤患者。在临床试验中，许多患者的癌症完全消失了，其中有几名患者已经长期保持了无癌状态。
- 阿基仑赛（Yescarta ™）被批准用于治疗某些类型的 B 细胞非霍奇金淋巴瘤患者，这些患者对至少两种其他治疗方法无效或治疗后复发。

这两种疗法都涉及修饰患者自身的免疫细胞。

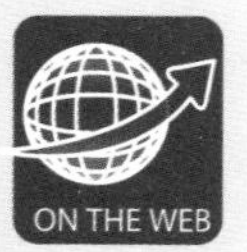

有关癌症免疫疗法的精彩摘要以及目前市场上免疫治疗药物的列表和说明，请访问：

https://en.wikipedia.org/wiki/Cancer_immunotherapy#cite_note-Waldmann-23

105. 为什么 CAR-T 细胞疗法难以治疗实体瘤?

实体瘤的微环境在很多方面都不同于血液肿瘤:

- CAR-T 疗法已成功地用于白血病和淋巴瘤等血源性癌症的治疗。这些血源性癌症的所有细胞通常都有相同的抗原,可以作为开发CAR-T疗法的靶点。不过,CAR-T 细胞的快速扩增可能会导致一种称为细胞因子释放综合征的现象或自身免疫反应。
- 实体瘤的癌细胞表面不会预设相同的抗原组合,因此针对一种抗原的特定 CAR-T 药物很可能会漏掉一些细胞。肿瘤由数千层细胞组成,T 细胞难以渗透。必须将药物直接注入肿瘤或肿瘤微环境,而不是通过输血给药。研究表明,使用联合疗法治疗实体瘤获得了成功,这种疗法可以将针对不同抗原的多种 CAR-T 药物结合起来,或者将 CAR-T 药物与免疫检查点抑制剂类药物结合起来。

106. 过继性 T 细胞疗法的前景如何?

事实证明,过继性 T 细胞疗法能有效诱导黑色素瘤、白血病和前列腺癌等多种已确诊的肿瘤的消退。然而，治疗的成本可能偏高。随着双特异性抗体（见问题 111）的快速发展，有望在某些情况下成为 CAR-T 疗法的可行替代方案。双特异性抗体制备成本更低，但需要功能正常的免疫系统。

癌症免疫疗法的新进展 第18章

107. 关于癌细胞对免疫疗法的耐药性，人们了解多少？

癌症免疫疗法能够显著、持久地改善某些癌症患者的病情，因此在科学界和医学界引起了极大的反响。例如，癌症免疫疗法对黑色素瘤、非小细胞肺癌、头颈部癌症、肾细胞癌和霍奇金淋巴瘤都很有效。然而，即使对这些癌症来说，反应率也只是在 10% ～ 61%。大多数患者对治疗没有反应，还有一些患者在治疗一段时间后会复发。

由于患者自身的环境或遗传因素，或由于某些治疗干预，特定患者对癌细胞的免疫反应也在不断变化。对免疫疗法药物产生原发性耐药的患者对初始疗法就没有反应，而获得性耐药的患者在经过一段反应期后会复发。内在因素存在于癌细胞内部，而外在因素则存在于肿瘤微环境中。原发性耐药可能是由于缺乏肿瘤抗原或在 APCs 上缺乏抗原递呈，导致 T 细胞无法识别。肿瘤细胞可能表达或抑制特定的基因和通路，从而阻止免疫细胞发挥作用。

108. 联合疗法有什么好处？

目前的癌症治疗方法在大多数情况下是无效的，据统计，三分之一的癌症患者死于这种疾病。癌细胞对药物/放疗的耐药性和全身治疗的高毒性促使人们一直在尝试开发新的癌症治疗方法。

最有前途和最受欢迎的治疗方法是联合疗法，即对同一患者使用两种或两种以上的治疗方法（图 18.1）。这种策略旨在结合不同的作用机制，使癌细胞对治疗敏感。联合疗法的结果可以是相加的，也可以是协同的。协同作用是指由于单个药物之间的相互作用，使总效果大于单独用药效果的总和。联合疗法的优势在于抗癌治疗针对多种生物途径。除了改善癌症治疗外，联合疗法还能延缓肿瘤发展，降低肿瘤对化疗或放疗的耐药性。这种方法比单一疗法效果更显著。据推测，癌细胞往往无法耐受两种治疗方法同时产生的有害影响。

除了杀死癌细胞之外，通过联合治疗技术针对不同的途径可以降低癌细胞变得更具侵袭性和耐药性的风险。联合疗法可以通过降低癌症的侵袭性和转移来提高抗癌效果。这种方法考虑了癌性肿瘤的异质性，增加了杀死所有癌细胞的几率。联合疗法还可以通过降低个别单药治疗的剂量来最大限度地减少副作用。但不幸的是，结合不同的治疗方法可能会增加患者的不良反应。

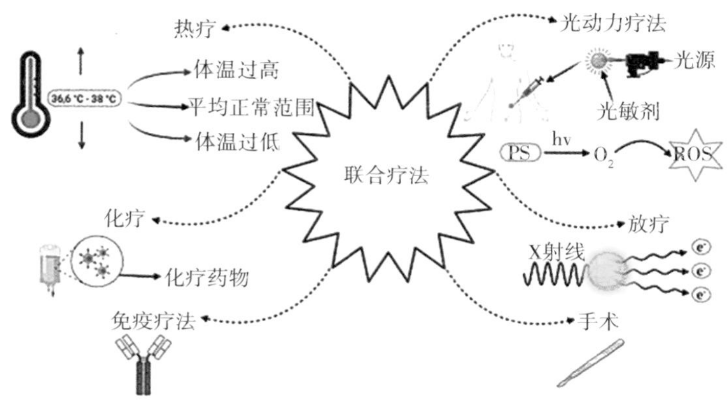

▲ 图 18.1　由多种单一疗法组成的联合疗法

要想以最小的毒性获得最大的疗效，了解两种或两种以上抗癌药物在联合疗法中的相互作用至关重要。许多联合方案已经成功应用于临床，但对其作用机制却没有清楚的认识。

以下是一些联合疗法的例子：

- 先手术后化疗可减少癌症转移。
- 先热疗后放疗。处于 S 期（复制期）的癌细胞对热疗敏感，但对辐射有抵抗力。
- 光动力疗法配合化疗对破坏肿瘤血管有叠加效应。
- 将两种同时针对 PD-L1 和 CTLA-4 的免疫检查点抑

制剂药物联合使用。

- 将免疫检查点抑制剂与癌症疫苗相结合。
- 放疗后采用过继免疫细胞疗法或癌症疫苗。放疗可以上调免疫系统的成分，从而提高免疫疗法的疗效。
- 化疗后进行免疫治疗。化疗药物可以增强免疫细胞的活性，提高可被 APCs 递呈的肿瘤抗原水平。
- 将小分子靶向治疗与检查点抑制剂免疫疗法相结合。靶向治疗药物维莫非尼可减少癌细胞中 PD-L1 和 PD-L2 的表达。

109. 整合素抑制剂对癌症治疗有用吗?

问题 11 讨论了整合素在癌症进展中的作用。鉴于整合素在实体瘤转移进展的每个主要步骤中都发挥着深远的作用，开发与整合素受体结合的药物来阻止癌症转移似乎很有吸引力。遗憾的是，迄今为止，临床试验的结果令人失望。要开发出更有效的药物，还需要对整合素激活和信号传导有更透彻的了解。

整合素抑制剂与其他抗癌疗法联合使用可能会更有效。一种整合素受体在许多癌症中高度上调，而在正常上皮组织中却基本不存在。这种受体是 CAR-T 细胞疗法的理想靶点。整合素具有传递信号和与其他受体系统相互作用的独特能力。因此，整合素抑制剂可能有助于减少癌症对化疗、靶向治疗和放疗的耐药性。

整合素抑制剂可以增强抗肿瘤药物的细胞毒性和渗透性。整合素抑制剂肽与光敏剂偶联可提高光动力疗法的疗效。

110. 什么是溶瘤病毒疗法？

溶瘤病毒（OV）可以是经过基因工程改造的病毒，也可以是天然存在的病毒，它可以选择性地在癌细胞中繁殖，然后在不损害健康细胞的情况下杀死癌细胞。该病毒必须是非致病性的。

与其他肿瘤免疫疗法相比，OV 具有许多优势，如杀灭效率高、靶向精确、副作用或耐药性少、成本低。与外科疗法、化疗和靶向疗法相比，所有这些优势使得溶瘤病毒疗法成为一种前景广阔的抗癌疗法。

考虑向肿瘤输送治疗性溶瘤病毒的方法很有必要。血液系统是一个防御性环境，先天性免疫系统和适应性免疫系统可在此中和病毒颗粒，大大降低病毒的效力。目前的研究正朝着使用载体的方向发展，这种载体能在病毒运输过程中屏蔽免疫系统，并将病毒导向肿瘤。纳米载体的出现引起了人们的广泛关注。纳米载体可以提高 OV 在肿瘤部位的治疗药物浓度、肿瘤选择性和靶向性，以及躲避免疫反应的能力。

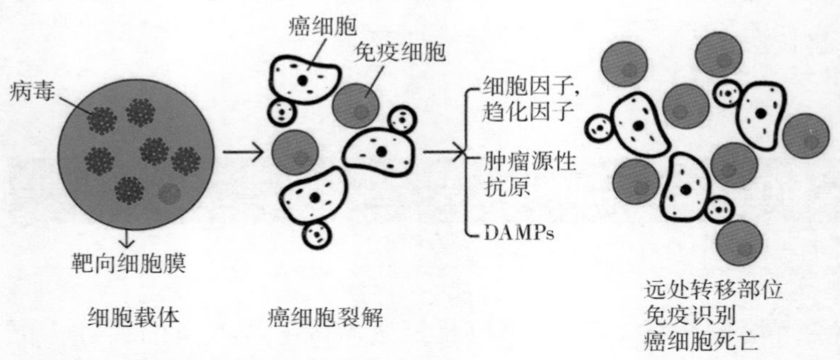

▲ 图 18.2　溶瘤病毒的抗癌机制

https://doi.org/10.3389/fonc.2020.01786

病毒感染肿瘤细胞后，可劫持肿瘤细胞的蛋白质工厂，使肿瘤细胞无法产生足够的蛋白质满足生长需要，从而破坏肿瘤细胞的正常生理过程。免疫反应的激活也能杀死肿瘤细胞。受感染的肿瘤细胞可产生细胞因子或趋化因子，在凋亡后释放肿瘤源性抗原，然后吸引一系列免疫细胞，包括细胞毒性 T 淋巴细胞、自然杀伤细胞、树突状细胞和吞噬细胞。这些细胞诱导肿瘤特异性免疫反应，可能导致未感染的癌细胞被消灭（图 17.2）。除上述作用外，OV 还能破坏肿瘤血管，减少甚至破坏肿瘤血液供应，导致肿瘤缺氧和缺乏营养。

溶瘤病毒疗法与化疗的结合可显示出更强的抗肿瘤效果和更高的安全性，延长了患者的生命。在多种模型中，放疗与溶瘤病毒疗法的结合对肿瘤治疗具有协同作用。免疫检查点抑制剂与溶瘤病毒疗法在启动或增强免疫反应方面具有协同效应。

目前，FDA 已批准三种 OV 产品上市：

药物	病毒类型	肿瘤类型
RGVIR	非修饰肠病毒	黑色素瘤
Oncorine	转基因腺病毒	头颈部癌症
T-vec	转基因单纯疱疹病毒	晚期黑色素瘤

还有六种 OV 产品正在进行Ⅲ期临床研究：

病毒类型	肿瘤类型
病毒疫苗	肝癌
柯萨奇病毒	晚期黑色素瘤
骨髓灰质炎病毒	胶质母细胞瘤
逆转录病毒	恶性胶质瘤
细小病毒	胰腺癌
血管性口炎病毒	肝癌

111. 双特异性抗体如何用于癌症治疗?

双特异性抗体（BsAbs）是一种生物工程蛋白，能同时与两种不同类型的抗原（如癌细胞上的抗原）结合。双特异性抗体需要与免疫检查点抑制剂、CAR-T 细胞疗法和其他类型的免疫疗法一起，在基于免疫疗法的癌症治疗中才能发挥重要作用。癌症免疫疗法能改善免疫系统的功能，以寻找并消灭癌细胞。研究发现了修编免疫细胞以改善其功能的方法。

与其他免疫疗法相比，BsAbs 的优势在于能使癌细胞和免疫细胞更加接近，让免疫细胞有更多的机会杀死癌细胞。具体来说，BsAbs 可以与淋巴细胞上的受体和癌细胞上的受体结合。BsAbs 可与表达相对较弱的抗原结合，因此比其他免疫疗法对癌细胞释放的毒性更大。此外，BsAbs 可以提前批量生产，而 CAR-T 细胞等则必须为特定癌症患者单独准备。因此，BsAbs 疗法有望比 CAR-T 疗法更实惠。BsAbs 疗法的缺点是必须具备功能正常的免疫系统。

所有抗体分子的基本结构都由四条蛋白质链组成，形状像一个大写字母“Y”。其中两条链较长，被称为“重链”。相比之下，另外两条链较短，被称为“轻链”。抗原结合位点位于四条蛋白链的向外顶端。抗体的不同区域，即 Fc（位于尾部）和 Fab（位于两臂），也可作为结合位点。图 18.3 显示了用不同的颜色表示的不同类型的抗原。这些区域对双特异性抗体的开发具有重要意义。

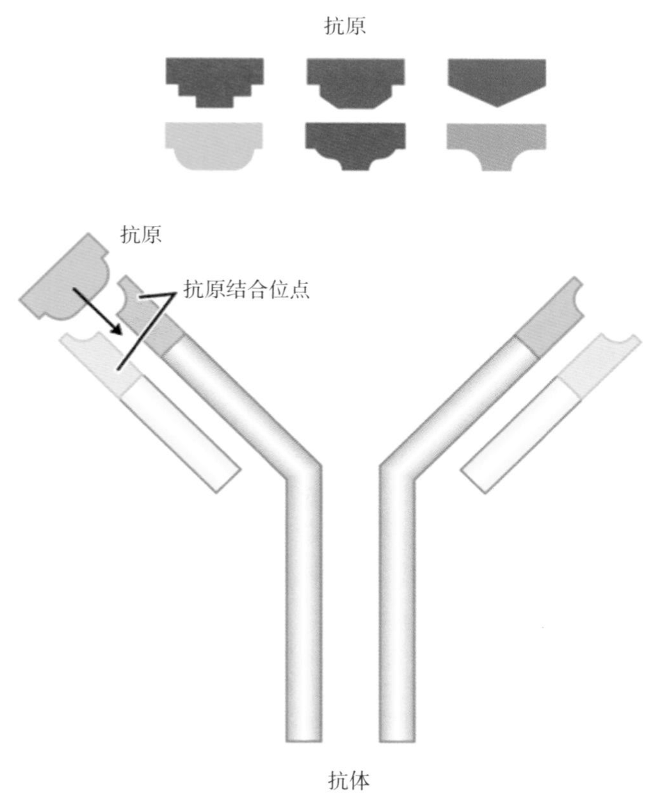

▲ 图 18.3　抗体的基本结构

作者：Fvasconcellos

https://en.wikipedia.org/wiki/Antibody#/media/File:Antibody.svg

双特异性抗体博纳吐单抗于2017年获得FDA批准，用于治疗急性淋巴细胞性贫血。另一种双特异性抗体卡妥索单抗获得了FDA的特效药资格，可用于治疗胃癌和卵巢癌。不过，制造商已不再生产这种药物。卡妥索单抗是一种双特异性三功能药物，它的三个臂可以与两种不同类型的免疫细胞和癌细胞结合，因此可以增强免疫效果（图18.4）。目前临床试验正在研究超五十种针对各种恶性肿瘤的双特异性抗体。

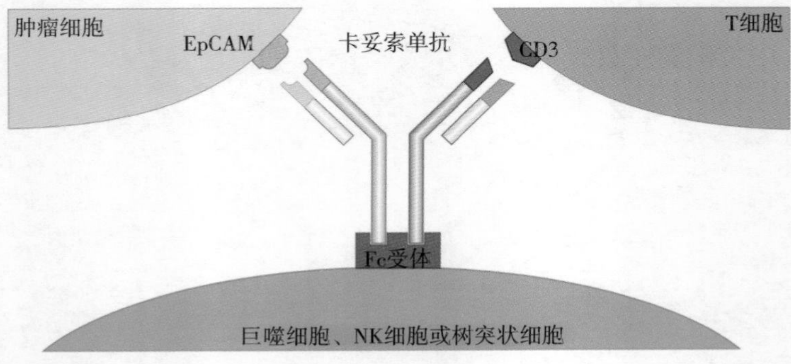

▲ 图 18.4　bsMab 的作用机理

以卡妥索单抗为例，它是首个获批的双特异性三功能抗体。卡妥珠单抗可与肿瘤细胞上的ECAM抗原和T细胞上的CD3受体结合，也可与具有Fc受体的免疫细胞（巨噬细胞、NK细胞或树突状细胞）结合。

作者：Anypodetos

https://en.wikipedia.org/wiki/Bispecific_monoclonal_antibody#/media/File:Catumaxomab_mechanism.svg

112. CRISPR 在癌症治疗方面有哪些潜力?

以下文章来自美国国家癌症研究所网站。

https://www.cancer.gov/news-events/cancer-currents-blog/2020/crispr-cancerresearch-treatment

CRISPR 是一种精确的基因编辑工具，在治疗包括癌症在内的遗传疾病方面具有广阔的应用前景。CRISPR 可以精确、快速地修改基因组中的 DNA。

与许多其他科学和医学进步一样，CRISPR 的灵感也来自大自然。在这种情况下，这个想法借鉴了细菌等微生物中的一种简单防御机制。

这些微生物通过捕捉入侵者的 DNA 片段，并将其存储为称为 CRISPRs 或簇状规则间隔短回文重复序列的片段，从而保护自己免受病毒等入侵者的攻击。如果同一种病菌再次发动攻击，这些 DNA 片段（变成短小的 RNA 片段）就会帮助一种叫作 Cas 的酶发现并切割入侵者的 DNA（图 18.5）。

这种防御系统被发现后，科学家们意识到它是一种多功能的基因编辑工具。在短短几年内，多个研究小组成功地改造了这一系统，首先在其他微生物细胞中，然后最终在人类细胞中，对几乎任何 DNA 片段进行了编辑。

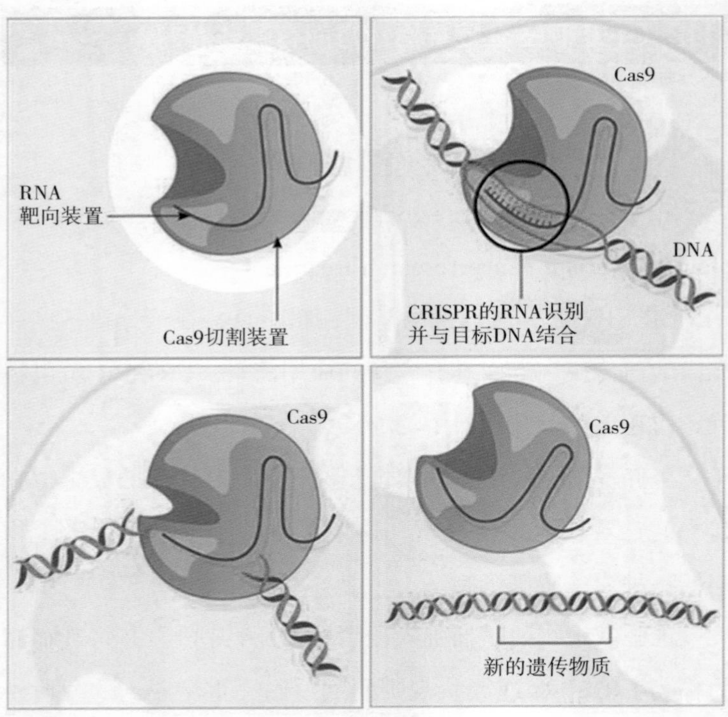

▲ 图 18.5 CRISPR 工具的工作原理

CRISPR 由前导 RNA（RNA 靶向装置，紫色）和 Cas 酶（蓝色）组成。当前导 RNA 与目标 DNA（橙色）匹配时，Cas 会切割 DNA，然后添加新的 DNA 片段（绿色）。

来源：美国国立卫生研究院国家综合医学研究所

https://www.cancer.gov/news-events/cancer-currents-blog/2020/crispr-cancerresearch-treatment?cid=eb_govdel

尽管科学家们对使用 CRISPR 技术治疗癌症寄予厚望，但也存在许多问题。一个主要的隐患是，CRISPR 有时会切割目标基因之外的 DNA，即所谓的“脱靶”编辑。科学家们担心，这样的非预期编辑可能有害，甚至会使细胞癌变。但通过调整 Cas 和前导 RNA 的结构，科学家们提高了 CRISPR 只切割预定目标的能力。

另一个挑战是如何精确地将 CRISPR 元件传递给癌细胞，而不是其他器官或细胞。一些研究人员正在测试只感染一个器官的病毒，而另一些研究人员则创造了称为纳米胶囊的微小结构，旨在将 CRISPR 成分输送到特定细胞中。

已经进行了两项“原理验证”临床试验，证明了 CRISPR 技术具有治疗癌症的实用潜力，而且是安全的。

第一项研究涉及 2 名晚期多发性骨髓瘤患者和 1 名转移性肉瘤患者。研究人员从患者身上抽取血液，分离出 T 细胞。通过 CRISPR 编辑技术对 T 细胞进行修饰。插入了 NY-ESO-1 受体（与相应的癌细胞配体结合）的基因，并删除了三个有害基因。经过修饰的 T 细胞在实验室中增殖，然后注入患者体内。

确实出现了一些副作用，但很可能是患者在输注改造细胞前接受化疗造成的。没有证据表明 CRISPR 编辑细胞会产生免疫反应。

用于治疗的 T 细胞中，只有约 10% 的 T 细胞进行了全部四种所需的基因编辑。在 3 名患者的全部修饰细胞中都发现了脱靶编辑。不过，这些存在脱靶编辑的细胞都没有发生癌变。该治疗对患者癌症的影响微乎其微。

第二项研究涉及12名非小细胞肺癌患者。通过编辑PD-1基因修饰T细胞。结果表明，这种治疗方法是安全的，副作用可以接受。基因组出现意外变化的频率很低。编辑细胞水平较高的患者疾病进程有所改善。

迄今为止的研究表明，CRISPR用于癌症治疗仍处于早期阶段。

113. 什么是微生物组？

人类微生物群是由每个人体内的所有微生物细胞组成的，而人类微生物组则由这些细胞携带的基因组成。微生物组一词更常用，因为现在更多的微生物物种是通过基因测序方法确定的，不过这两个词经常交替使用。微生物群主要由肠道中的细菌和皮肤等其他上皮组织中的少量细菌组成。微生物群还包括病毒、古生菌、原生动物和真菌。

114. 微生物群是如何形成的？

微生物群最初来自母体，并在婴儿出生后的头几个月内形成。微生物群的特征会随着饮食习惯、疾病和抗生素的使用而改变。

115. 微生物群与免疫系统有什么关系?

微生物群对免疫系统的平衡状态和功能有很大影响。微生物群通过促进炎症、感染以及对食物和微生物群抗原的耐受性之间的微妙平衡，在发展先天性免疫反应和获得性免疫反应方面发挥着至关重要的作用。微生物群既能影响黏膜免疫，也能影响全身免疫。微生物群的相互作用主要发生在肠壁的上皮和基质内层。微生物群可与微生物代谢产物（尤其是短链脂肪酸）结合，或通过肠壁上的各种常驻免疫细胞与微生物群结合。这种相互作用有助于区分致病微生物和非致病微生物。抗炎细胞因子、趋化因子和细菌代谢物的分泌会对全身产生影响。更多样化的微生物群似乎对免疫系统更有益。功能失调的微生物群（菌群失调）会对免疫系统功能产生不利影响。

116. 微生物群是促进还是抑制癌症发展?

微生物群通过免疫系统影响癌症的发展。微生物群生物产生的代谢物可以促进或抑制炎症。炎症反应加剧会导致生长因子和活性氧的释放，破坏细胞及其 DNA，导致血管生长和癌症扩散。炎症反应减轻则会激活树突状细胞，向 T 细胞递呈抗原，从而杀死癌细胞。

117. 微生物群如何与癌症治疗相互作用?

人体会自己维持一种稳定平衡的生理状态，这种状态被称为“稳态”。癌症或癌症疗法会使人体偏离这种平衡状态，进而破坏微生物群，导致更多并发症。

抗生素会改变肠道上皮屏障微生物群的组成和完整性，从而对癌症治疗产生不利影响。使用抗生素会导致微生物群的多样性和稳定性降低，从而导致免疫反应受损和采用细胞疗法无效。化疗和放疗会破坏微生物群并导致并发症。化疗药物环磷酰胺会破坏肠黏膜，使细菌逃逸到周围的淋巴组织中。细菌的存在会刺激机体产生攻击肿瘤的辅助性 T 细胞。患者接受治疗时的微生物群组成可能是导致并发症的原因。微生物群的组成会影响对免疫检查点抑制剂疗法的反应以及观察到的副作用。

118. 在癌症治疗无效的情况下，如何诊断微生物组菌群失调？

菌群失调可定义为微生物物种失衡，包括其组成和代谢活动发生变化或其局部分布发生变化所导致的微生物群平衡紊乱。

微生物组目前是通过所谓的下一代测序技术（高通量测序技术）进行分析的。这些分析是在专门设施中大规模进行的，以降低成本并快速提供结果。分析的目的是全面了解整个微生物组。

对于改善菌群失调的目标是将微生物组恢复到多样化状态，还是找出免疫疗法失败病例中缺乏的特定物种，目前仍存在一定争议。尽管已经确定了特定微生物物种，但这些研究结果往往相互矛盾，大多数结果仍然支持恢复整个微生物组。

在某些情况下，微生物组菌群失调会通过刺激不受控制的炎症状态或对正常体细胞造成DNA损伤而诱发癌症。

119. 如何调节肠道微生物群以改善治疗反应?

在下文所述的治疗方法进入临床实践之前，需要进行更多的研究，以了解微生物组、人体和癌症之间复杂的相互关系。

益生菌目前作为食品成分或膳食补充剂已在市场上销售。如果作为治疗药物使用，必须获得 FDA 的批准。除了控制微生物群，益生菌还能抑制病原体、改变免疫功能、刺激和强化肠道细胞壁的生长。

在免疫疗法失败的病例中，可单独或联合使用被确定为缺乏的特定种类的益生菌。

粪便微生物群移植（FMT）已成功用于骨髓移植病例，并被建议用于恢复更多样化的微生物群组成。FMT 是指具有多种微生物组成并具有良好治疗结果的患者进行的微生物组移植。必须注意不要移植病原体或与慢性疾病相关的微生物群。

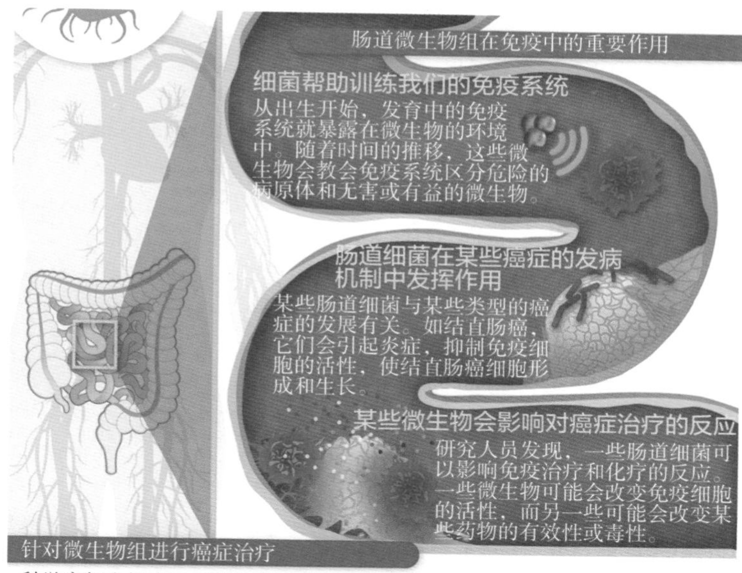

科学家们在探索针对微生物组进行癌症治疗的不同方法，包括：

改变肠道菌群

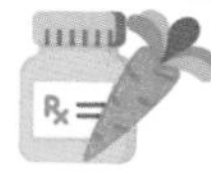

研究人员正在研究，添加某些肠道细菌，使用抗生素选择性杀死某些细菌，或用饮食调节微生物组，是否可以提高免疫治疗的效果。

靶向微生物代谢物

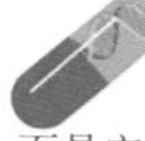

有时候，重要的不是微生物本身，而是它们产生的代谢物。在这种情况下，可能可以开发出一种灭活有害微生物的代谢产物，以改善癌症治疗。

工程微生物

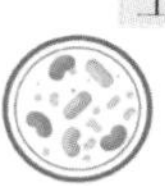

研究人员正在开发“微生物药物”，即经过基因工程改造的细菌和病毒，可用于治疗肿瘤，要么直接杀死癌细胞，要么作为载体递送治疗药物，要么激活免疫系统对抗肿瘤。

▲ 图 18.6　针对微生物组进行癌症治疗

研究人员正在研究肠道微生物组在免疫系统中的作用，以及针对微生物组的癌症疗法。

美国国家癌症研究所

https://visualsonline.cancer.gov/details.cfm?imageid=12337

REFERENCES 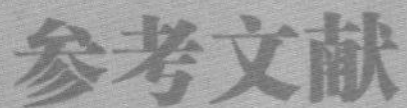

第 14 章

1. Ferris, Robert. "Hiding in Plain Sight: Mechanisms of Tumor Immune Evasion." Medscape. June 10, 2015, *https://www.medscape.org/viewarticle/841945_2.*
2. Rabinovich, Gabriel, Dmitry Gabrilovich, and Eduardo Sotomayer. "Immunosuppressive strategies that are mediated by tumor cells." *Annu Rev immunol* 25 (2007): 267–296. *https://www.ncbi.nlm.nih.gov/pmc/articles/PMC2895922/pdf/nihms113360.pdf* .
3. Wikipedia. "Immune system." April 24, 2019, *https://en.wikipedia.org/wiki/Immune_system.*

第 15 章

4. Bio-Rad. "The Role of Immune Checkpoints in Immunity and Cancer." *https://www.bio-rad-antibodies.com/immune-checkpoint-minireview.html.*
5. Grywalska, Ewelina, Marcin Pasiarski, Stanislaw Gozdz, and Jacek Rolinski. "Immune-Checkpoint Inhibitors for Combating T-Cell Dysfunction in Cancer." *OncoTargets and Therapy* 11 (2018): 6505–6524. *https://www.ncbi.nlm.nih.gov/pmc/articles/PMC6177399/*
6. Pardoll, Drew. "The Blockade of Immune Checkpoints in Cancer Immunotherapy." *Nat Rev Cancer* 12, no. 4 (2016): 252–264. *https://www.ncbi.nlm.nih.gov/pmc/articles/PMC4856023/.*
7. Tanaka, A. and Shimon Sakaguchi. "Regulatory T cells in cancer immunotherapy." *Cell Research.* 27 (2017):109-118. https://www.nature.com/articles/cr2016151.pdf

8. Wikipedia. "Checkpoint Inhibitor." March 15, 2019, *https://en.wikipedia.org/wiki/Checkpoint_inhibitor*.
9. Zhao,Y. "Evolving roles for targeting CTLA-4 in cancer immunotherapy." Cellular Physiology and Biochemistry. 47 (2018): 721-734. https://www.karger.com/Article/Pdf/490025

第 16 章

10. American Cancer Society. "Viruses that can lead to cancer." June 3, 2021. https://www.cancer.org/cancer/cancer-causes/infectious-agents/infections-that-can-lead-to-cancer/viruses.html
11. Beck, Jan, et al. mRNA therapeutics in cancer immunotherapy. *Molecular Cancer.* 20:69 (2021) *https://doi.org/10.1186/s12943-021-01348-0*
12. Butterfield, Lisa. "Cancer Vaccines." *British Med J* (April 22, 2015). *https://www.ncbi.nlm.nih.gov/pmc/articles/PMC4707521/?report=classic.*
13. Cancer.net. "What Are Cancer Vaccines?" June 2018. *https://www.cancer.net/navigating-cancer-care/how-cancer-treated/immunotherapy-and-vaccines/what-are-cancer-vaccines.*
14. Dolgin, Elie. "Injection of Hope." *Nature.* 574:S10-S12 (Oct. 17, 2019). *https://media.nature.com/original/magazine-assets/d41586-019-03072-8/d41586-019-03072-8.pdf*
15. Guo, Chunqing, Masoud H. Manjili, John R. Subjeck, Devanand Sarkar, Paul B. Fisher, and Xiang-Yang Wang. "Therapeutic Cancer Vaccines: Past, Present, and Future." *Adv Cancer Res* 119 (2013): 421–475. *https://www.ncbi.nlm.nih.gov/pmc/articles/PMC3721379/pdf/nihms-475095.*

pdf.

16. Espinosa-Delgado, Igor. "Cancer Vaccines." *The Oncologist* 7, suppl 3. (2002): 20–33. *https://theoncologist.alphamedpress.org/content/7/suppl_3/20.full.pdf+html.*

17. Gardner, Alycia, Alvaro de Mingo Pulido and Brian Ruffell. "Dendritic cells and Their role in Immunotherapy." *Frontiers in Immunology* 11, Article 924 (May 2020) https://doi.org/10.3389/fimmu.2020.00924

18. Khan, Sarwat, et al. "Safety and efficacy of autologous tumour cell vaccines as a cancer therapeutic to treat solid tumours and haematological alignancies: a meta-analysis protocol for two systematic reviews." *BMJ Open* 2020;10:e034714. http://doi.org/10.1136/bmjopen-2019-034714

19. Larocca, Cecilia and Jeffrey Schlom. "Viral Vector-based Therapeutic Cancer Vaccines." *Cancer J.* 17, no. 5: 359-371. https://doi.org/10.1097/PPO.0b013e3182325e63

20. Liu, Wensi, Haichao Tang, Luanfeng Li, Xiangyi Wang, Zhaojin Yu, Jianping Li. "Peptide-based therapeutic cancer vaccine: Current trends in clinical application." *Cell Proliferation* 54:e13025 (2021) https://doi.org/10.1111/cpr.13025

21. Lopes, Alessandra, Gaëlle Vandermeulen, and Véronique Préat. "Cancer DNA vaccines: current preclinical and clinical developments and future

22. Perspectives." *J Exp & Clin Cancer Res* 38:146 (2019) https://doi.org/10.1186/s13046-019-1154-7

23. Mougel, Alice, Magali Terme and Corinne Tanchot. "Therapeutic Cancer Vaccine and Combinations With Antiangiogenic Therapies and Immune Checkpoint Blockade." *Front Immunol.* (March 14, 2019) https://doi.

org/10.3389/fimmu.2019.00467

24. Parsonnet, J. "Bacterial Infection as a cause of Cancer." *Environmental Health Perspectives."* 103, Suppl 8 (1995): 263-268. https://ncbi.nlm.nih.gov/pmc/articles/PMC1518971/

25. Srivatsan, Sanjay, et al. "Allogeneic tumor cell vaccines

26. The promise and limitations in clinical trials." *Human Vaccines & Immunotherapeutics* 10:1, 52–63; (January 2014) https://www.ncbi.nlm.nih.gov/pmc/articles/PMC4181031/pdf/hvi-10-52.pdf

27. Yaddanapudi, Kavitha, Robert A. Mitchell, and John W. Eaton. "Cancer Vaccines – Looking to the Future." *OncoImmunology. https://www.ncbi.nlm.nih.gov/pmc/articles/PMC3661166/pdf/onci-2-e23403.pdf.*

第 17 章

28. Greenberg, Philip. "Adoptive Cell Therapy: How Cellular Immunotherapies Are Changing the Outlook for Cancer Patients." Cancer Research Institute. (April 2019) *https://www.cancerresearch.org/immunotherapy/treatment-types/adoptive-cell-therapy*

29. Grens, Kerry. "The Next Frontier of CAR-T Cell Therapy: Solid Tumors." *The Scientist* (April 1, 2019): 28–35. *https://www.the-scientist.com/features/the-next-frontier-of-car-t-cell-therapy--solid-tumors-65612.*

30. Perica, Karlo, Juan Carlos Varela, Mathias Oelke, and Jonathan Schneck. "Adoptive T Cell Immunotherapy for Cancer." *Rambam Maimonides Medical Journal* 6, no. 1 (2015): e1–9. *https://www.ncbi.nlm.nih.gov/pmc/articles/PMC4327320/pdf/rmmj-6-1-e0004.pdf.* https://doi.

org/10.5041/RMMJ.10179

31. Wikipedia. “Cancer Immunotherapy.” *https://en.wikipedia.org/wiki/Cancer_immunotherapy*.

32. Zhang, Jianxiang and L. Wang. “The Emerging World of TCR-T Cell Trials Against Cancer: A Systematic Review.” *Technol Cancer Res Treat* 18: 1533033819831068. https://doi.org/10.1177/1533033819831068

第 18 章

33. Bailly, Christian, Xavier Thuru and Bruno Quesnel. “Combined cytotoxic chemotherapy and immunotherapy of cancer: modern times.” *NAR Cancer.* 2, no.1 (2020) https://doi.org/10.1093/narcan/zcaa002

34. Bhatt, Aadra, Matthew Redinbo, and Scott Bultman. “The Role of the Microbiome in Cancer Development and Therapy.” *CA Cancer J Clin.* 67, no. 4 (2017) https://doi.org/10.3322/caac.21398

35. Cao, Guo-dong, et al. “The Oncolytic Virus in Cancer Diagnosis and treatment.” *Frontiers in Oncology.* Sept. 9, 2020 https://doi.org/10.3389/fonc.2020.01786

36. Cousin-Frankel, Jennifer. “Cutting-edge CRISPR gene editing appears safe in three cancer patients.” *Science.* (Feb. 2020) https://doi.org/10.1126/science.abb1990

37. Gopalakrishnan, Vancheswaran, Beth A. Helmink, Christine N. Spencer, Alexandre Reuben, and Jennifer A. Wargo. “The influence of the gut microbiome on cancer, immunity, and cancer immunotherapy.” *Cancer Cell.* 33, no. 4:570-580. (2018) https://doi.org/10.1016/j.ccell.2018.03.015

38. Kavecansky, Juraj, and Anna Pavlick. “Beyond Checkpoint

Inhibitors: The Next Generation of Immunotherapy in Oncology." *American Journal of Hematology/Oncology* 13, no. 2 (2017): 9–20. *https://www.gotoper.com/publications/ajho/2017/2017feb/beyond-checkpoint-inhibitors-the-next-generation-of-immunotherapy-in-oncology*.

39. Kershaw, Michael, Christel Devaud, Liza B John, Jennifer A Westwood, and Phillip K Darcy. "Enhancing immunotherapy using chemotherapy and radiation to modify the tumor microenvironment." *Oncoimmunology*. 2:9, e25962; September 2013. https://doi.org/10.4161/onci.25962

40. Liu, Ying, and Dmitriy Zamarin. "Combination Immune Checkpoint Blockade Strategies to Maximize Immune Response in Gynecological Cancers." *Current Oncology Reports* 20 (2018): 1–11. *https://www.ncbi.nlm.nih.gov/pmc/articles/PMC6244932/*https://doi.org/10.1007/s11912-018-0740-8

41. National Cancer Institute "Oncolytic Virus Therapy: Using Tumor-Targeting Viruses to Treat Cancer."(Feb.9, 2018). https://www.cancer.gov/news-events/cancer-currents-blog/2018/oncolytic-viruses-to-treat-cancer

42. Melero, Ignacio, David M. Berman, M. Angela Aznar, José Luis Pérez Gracia, and John Haanen. "Evolving synergistic combinations of targeted immunotherapies to combat cancer." *Medicine Matters*. (July 24, 2015) https://oncology.medicinematters.com/treatment/immunotherapy/evolving-synergistic-combinations-of-targeted-immunotherapies/12037746

43. National Cancer Institute. "How CRISPR Is Changing Cancer Research and treatment." (July 27,2020). https://www.cancer.gov/news-events/cancer-currents-blog/2020/crispr-cancer-research-treatment

44. Schmidt, Charles. "The benefits of immunotherapy combinations." *Nature* 553, no. 155 (Jan. 10, 2018) *https://doi.org/10.1038/d41586-017-08702-7*

45. Sedykh, Sergey, Victor Prinz, Valentina Buneva and Georgy Nevinsky. "Bispecific antibodies: design, therapy, perspectives." *Drug Design, Development and Therapy* 12: 195-208 (2018) https://doi.org/10.2147/DDDT.S151282

46. Sepich-Poore, Gregory, Laurence Zitvogel, Ravid Straussman, Jeff Hasty,

47. Jennifer A. Wargo, Rob Knight. "The microbiome and human cancer." *Science.* 371,no. 6536: eabc4552 (2021) https://doi.org/10.1126/science.abc4552

48. Sharma, Padmanee, Siwen Hu-Lieskovan, Jennifer Wargo, and Antoni Ribas. "Primary, Adaptive, and Acquired Resistance to Cancer Immunotherapy." *Cell* 168, no. 4 (2017): 707–723. https://doi.org/10.1016/j.cell.2017.01.017 *https://www.ncbi.nlm.nih.gov/pmc/articles/PMC5391692/*

49. Wang, Yifan, Weiye Deng, Nan Li, Shinya Neri, Amrish Sharma, Wen Jiang, and Steven H. Lin. "Combining Immunotherapy and Radiotherapy for Cancer Treatment: Current Challenges and Future Directions." *Front Pharmacol.* (Mar 5, 2018) https://doi.org/10.3389/fphar.2018.00185

50. Yu, Chune, Xiaowei Liu, Jiqiao Yang, Min Zhang, Hongyu Jin, Xuelei Ma, and Hubing Shi. "Combination of Immunotherapy with Targeted Therapy: Theory and Practice in Metastatic Melanoma." *Frontiers in Immunology* 10, no. 990 (2019): 1–19. https://doi.org/10.3389/fimmu.2019.00990

51. Xavier, Joao, et al. "The Cancer Microbiome: Distinguishing Direct and Indirect Effects Requires a

Systemic View." *Trends in Cancer.* 6, no.3 (March 2020) https://doi.org/10.1016/j.trecan.2020.01.004